# 社区心理咨询师

## 实操技术指南

冯勇 著

西南交通大学出版社

·成都·

**图书在版编目（ＣＩＰ）数据**

社区心理咨询师实操技术指南 / 冯勇著. —成都：
西南交通大学出版社，2021.12
ISBN 978-7-5643-8508-8

Ⅰ. ①社… Ⅱ. ①冯… Ⅲ. ①心理咨询 – 咨询服务 –
指南 Ⅳ. ①R395.6-62

中国版本图书馆 CIP 数据核字（2021）第 261482 号

Shequ Xinli Zixunshi Shicao Jishu Zhinan
## 社区心理咨询师实操技术指南

冯　勇　著

| | |
|---|---|
| 责 任 编 辑 | 居碧娟 |
| 封 面 设 计 | 原谋书装 |
| | 西南交通大学出版社 |
| 出 版 发 行 | （四川省成都市金牛区二环路北一段 111 号 |
| | 西南交通大学创新大厦 21 楼） |
| 发行部电话 | 028-87600564　028-87600533 |
| 邮 政 编 码 | 610031 |
| 网　　　址 | http://www.xnjdcbs.com |
| 印　　　刷 | 四川煤田地质制图印刷厂 |
| 成 品 尺 寸 | 170 mm × 230 mm |
| 印　　　张 | 13.5 |
| 字　　　数 | 194 千 |
| 版　　　次 | 2021 年 12 月第 1 版 |
| 印　　　次 | 2021 年 12 月第 1 次 |
| 书　　　号 | ISBN 978-7-5643-8508-8 |
| 定　　　价 | 65.00 元 |

# 序一

　　冯勇于 2002 年 9 月 1 日到内江师范学院教育科学学院报到，成为应用心理学专业的学生，我因这一缘分而认识了他。学习期间，他勤奋刻苦，爱思考问题，也喜欢向老师提问和探讨一些问题，因此，对他有一些印象。第二次见他是 12 年后，我出差深圳去冯勇的心理咨询室参观，这一次的印象很深刻：他不仅能刻苦学习、工作，还有很强的工作能力和创新能力。第三次见他是 2016 年内江师范学院庆祝建校 60 周年，冯勇作为学院的优秀毕业生代表回母校参加校庆。这一次，我们邀请他给学弟学妹做一个经验交流，发现他还有较深的心理学学术造诣和丰富的心理学实践经验。时隔 5 年后的今天，他准备出版心理学专著《社区心理咨询师实操技术指南》，想请我在前面写几句话，我倍感高兴和亲切。

　　高兴的是每年我们学院应用心理学专业的毕业生 50 人左右，毕业后能够从事心理相关工作的学生很少，能够坚持下来以心理学为自己事业的学生就更少，冯勇就是其中一直坚持走心理学道路十几年如一日的那个学生。他不仅创立了深圳市第一个公益免费心理咨询的爱心机构——深圳心灵之家，而且心灵之家还是目前深圳市同行业中规模最大的心理机构（拥有 100 多名心理咨询师），冯勇是我们内江师范学院心理人的骄傲，是学弟学妹们学习的榜样。现在他的第一本专著出版，身为他的老师，我非常高兴。

　　亲切，是指从一开始，作为学生的他，就在我的大脑之中有一定的印象，以后常有交流与交往，但每一次都会给我一个常新的感觉。记得他在上学的时候，由于家庭贫困，每年都会来找我签缓交学费的申请，每次见到他，都被他的真诚和踏实感动。无论是学生时代的他，还是毕业之后见到的他，抑或是创立心灵之家之后的他，虽然见面不多，但是通过朋友圈看到他这么多年一直坚持走心理学道路，一直坚持自己的公益理想不放弃，见证了他专业上越来越成熟，工作上越来越有爱心、责任心的发展过程，身为他的老师，我以他为荣！

  冯勇第一职业是教师，因为热爱心理学工作，他便在从事教师工作的过程中，自创了为社区提供公益性心理咨询服务的组织，从一个人逐步发展到100多人，从完全业余地、义务地为社区提供免费服务，到全职的、专业的、得到政府支持的正式心理咨询工作的组织形式、工作机构。可以说，这是心理学工作组织、运行方式以及功能的创新。这一工作创举适应了人们城市社区生活方式变革带来的心理适应问题的需要，更是对党的十九大报告中提出加强社会心理服务体系建设的实践探索。深圳市作为改革开放的前沿城市，很早就开始探索将心理学与社区服务和管理工作结合的方式。冯勇的探索工作在其中产生了一定的积极影响。现在深圳市政府已经规划在2021年年底在全市近1000个社区派驻1000名社区心理咨询师为辖区居民提供免费的公益心理服务。这一组织形式、工作运行方式及其功能不同于商业机构的心理咨询师只提供心理咨询服务，也不同于企业的心理内训师只做培训，由于在社区一线，社区心理咨询师承担的是：心理健康宣传授课服务、公益免费心理咨询服务、社区矛盾纠纷心理知识化解服务、社区紧急事件的心理干预服务……这本《社区心理咨询师实操技术指南》，虽然是取社区心理咨询师之名，但是其内容涵盖了一名心理咨询师应该具备的素质和能力。从心理咨询师的自我成长，到心理咨询师心理咨询技术培训；从心理咨询师的心理学授课技能，到心理咨询师应对心理危机干预的实操，再到心理咨询师的重要的一个环节心理督导，本书全面展示了作为一名心理咨询师应该具有的能力和素质。但是目前在市面上并没有一本专门针对社区心理咨询师如何开展工作的指导书籍，也没有专门针对这个新兴群体的线下技能培训。作为内江学师院毕业十几年、扎根在深圳十几年的作者，该书是他在深圳从事社区心理咨询工作十五年的经验总结和梳理，弥补了国内这个领域的专业书籍的空白。

是为序！

陈理宣

2021 年 8 月 8 日

# 序二

自从党的十九大提出"加强社会心理服务体系建设，培养自尊自信、理性平和、积极向上的社会心态"以来，社会心理服务体系的建设已经上升到国家治理的高度，在理论层面和实践层面都获得了前所未有的重视。在社会心理服务体系的构建中，社区心理服务、社区心理咨询是不可缺少的部分。但如何开展社区心理咨询，目前还非常缺乏兼具理论性和实操性的专业书籍。所以，当得知冯勇同学即将出版《社区心理咨询师实操技术指南》时，我非常高兴，也欣然答应为书作序。

冯勇同学已经不是学生，而是一位毕业后在深圳创立公益心理机构并从事公益心理咨询十几年的公益人。但是我仍然愿意称他为"同学"，一方面是因为他硕士毕业于华南师范大学心理学专业，在母校教师的眼中，没有什么称谓比"同学"更能表达看到学生不断成长时的那种欣慰之情。冯勇师从在心理学领域颇有建树的许思安老师，思安不幸因病英年早逝，弟子的著作出版，相信她的在天之灵会感到喜悦和安慰。称冯勇为"同学"，另一方面是因为他一直坚持作为"同学"的初心和梦想，坚定地朝着自己热爱的心理咨询方向前行，并且以公益人的身份，始终秉承着帮助他人和回馈社会的热忱。在容易焦虑的当下，这种坚持难能可贵。

随着社会心理服务体系在全国的试点和推广，社区心理咨询师成为一个新兴的职业群体，但目前较少有专门论述社区心理咨询师如何在社区开展心理工作的专业书籍。深圳作为改革开放的前沿，其社会心理服务体系的建设也走在全国的前列。作者毕业后一直在深圳从事社区心理咨询工作，有着丰富的从业经历和咨询经验，《社区心理咨询师实操技术指南》一书可以说是作者十几年专业工作的结晶和升华。

此书从社区心理咨询师的自我成长入手。一名心理咨询师能够走多远，不仅取决于他掌握技术的深度，而且取决于他对自我探索的深度，由此作者把自我成长作为社区心理咨询师学习中必修的第一课。然后，此书从社区心理咨询师应该具备的心理咨询能力、心理授课能力、心理危机干预能力三大实用能力入手，分别设置了"心理咨询——咨访关系工作坊""心理授课——体验式讲师工作坊""心理干预——危机干预工作坊"三个阶段的课程，把心理咨询师的主要工作都纳入其中。

我问作者为什么要用工作坊的形式，作者说："社区心理咨询师，由于工作岗位和内容的特殊性，不仅仅是要'学'和'做'，更多的是要会'教'。他们不同于传统的心理咨询师是在咨询室静候来访者，而是要把一些实用的心理学技术和方法通过沙龙、讲座、摆台宣传等形式'教'给社区的居民。他们需要一本能够指导其实际心理工作的实用指南，这就是本书的成书目的。"作者的这一角度，让此书在坚持专业性和科学性的基础上，具有了注重实操、突出应用、可读性强的特点。

相信广大社区心理咨询师和热爱心理学的读者朋友们能够从此书获益！期待越来越多的人能从科学专业的心理服务中获得快乐和幸福！

刘学兰

2021 年 8 月于华南师范大学

# 序三

认识冯勇老师，最早是在 2014 年春，记得那个时候有一个男孩子来到深圳市灵通心理科学研究所催眠中心找我，他说自己从学校辞职出来成立了一家公益心理机构，同时还讲到他大学毕业后买的第一本心理方面的书籍就是我写的催眠术一书，能够见到我本人，他非常荣幸和开心。这个大男孩给我的印象是一个非常踏实谦逊、有理想、会说话，且富有爱心的心理学晚辈。

后来，他创立的心灵之家公益机构成为深圳市心理咨询行业协会的会员单位，他担任了第四届理事职务，而我刚好又担任会长一职，在工作与交流中，对冯勇和心灵之家有了较深入的了解。从 2014 年认识他的时候，没有场地没有资金没有人员，他就一个人带着一群兼职的富有爱心的心理咨询师从事公益免费心理咨询服务，到如今他的心灵之家已经发展到具有 100 多名专职心理咨询师和 400 多名兼职心理咨询师的深圳非常有影响力的心理机构。

这次为冯勇老师的书写序，为他高兴和开心，十多年的工作奉献，如今有了理论成果。

他这么多年一直在社区从事公益心理咨询和心理学授课，对于政府和社区的心理服务需求，在深圳心理行业里面他算是最了解和熟悉的人之一。本书是他从业十几年的心理服务技术的总结之作，内容从一名心理咨询师的两条腿走路，到心理咨询师的自我营销，再到心理咨询师的危机干预和督导在该书中都有全方位的讲解。本书可以成为心理咨询师尤其是社区心理咨询师的工作实操宝典，冯勇老师的这本《社区心理咨询师实操技术指南》是一本接地气、有理论、很实用的书籍。

愿《社区心理咨询师实操技术指南》能够让更多的心理咨询师受益！

蒋平

享受国务院政府特殊津贴心理咨询与催眠专家

深圳市心理咨询行业协会第三届、第四届会长

深圳市高级中学集团心理特级教师、正高级教师

2021 年 5 月 18 日

# 自序

深圳，我的第二故乡，"来了就是深圳人"是这座城市最包容和闪亮的名片。2006 年我大学毕业后来到这里，成了一名学校的心理老师，成了一名公益心理咨询师，成了"深圳心灵之家"——一个公益免费心理咨询机构的创始人，成了参与深圳社会心理服务体系建设的参与者。

党的十九大提出加强社会心理服务体系建设以来，从国家到地方都出台了相关政策文件，深圳市社会心理服务体系建设领导小组办公室和深圳市卫健委在 2019 年就联合发文，制定了《深圳市 2019—2021 年社会心理服务体系三年行动规划》，要求作为试点城市的深圳每个社区必须配备一名专职或兼职的心理咨询师。

社区心理咨询师，作为社会心理服务体系大背景下的一个新兴群体，区别于传统的商业心理咨询师，也区别于社区的社工，他们急需一套实用为主的教材作为日常工作的指导，而目前市场上没有一本关于社区心理咨询师能力培养和如何开展工作的相关著作。

本书从社区心理咨询师的日常工作内容出发，通过心理工作坊的形式，从心理咨询师的自我成长——自我关系工作坊、心理咨询师的技术提升——咨访关系工作坊、心理咨询师的讲师技能——体验式讲师工作坊、心理咨询师的危机干预——危机干预工作坊，全面展示了一名社区心理咨询师的日常工作内容和需要具备的工作能力，对于社区心理咨询师有极强的实操指导意义。同时该书也可以作为心理学专业学生、社工专业学生、社工、心理学爱好者的实操技术指南。

冯勇

2021 年 7 月于深圳心灵之家

# 目录

CONTENTS

# 第一单元　心灵成长——自我关系工作坊

> "爱所有人之前，必须始于爱自己，那个爱完整了，才能扩及父母、兄弟姊妹、朋友，最后才能扩大到爱情。"
>
> ——美学大师蒋勋

爱所有人之前，先学会爱自己；拥抱他人之前，先学会拥抱自己。然而，您知道如何爱自己吗？您知道自己渴望什么、害怕什么、擅长什么吗……心灵成长——自我关系工作坊，邀请您探索与整理自己的内心花园，给自己施爱浇水，给自己温暖的拥抱。

在自我关系工作坊中，学员将通过"天气预报"、舞动、沙盘、塔罗等形式，达到以下目标：

1. 厘清人生关系脉络。梳理自己与自己的关系、自己与父母的关系、自己与他人的关系。

2. 了解内心真正渴望。看清楚自己内心真正渴望的东西，以及为了实现自己的渴望要如何改变，从而用接纳、和解的正向眼光看待自己，变得负责和自由。

3. 学会跳脱角色限制。跳出角色的限制，认识自己与人性的全貌，看见人生更多的可能性。

4. 学会坦诚面对自己。提高自我察觉力，加持勇气，学会坦率、真诚地面对自己。

5. 领悟生命更好生活。了解自己的生命议题，做好自己的人生功课，进而领悟生命要学习的重点，寻找到更好的方式来爱自己、爱他人。

## 第一课　走进内心

### 一、感受性练习

作为工作坊的开篇，首先是让参加工作坊的人员相互认识熟悉。

（一）练习步骤

1. 不说话走动：不看任何人，在自己的世界里走动。
2. 眼神连接走动：和他人有眼神的连接。
3. 肢体打招呼走动：可以有手上的动作，但是不能有语言。
4. 语言打招呼走动：可以有眼神、肢体和语言的连接："你好，我叫×× ，很高兴认识你。我的感觉是……"

每次走动都可以放不同的音乐，每个环节结束后坐下来和旁边的一个人分享自己的感受："你好，我叫××，很高兴认识你，我刚才走动的时候，我的感受是……"

（二）启　发

1. 每个人都生活在关系的连接中，今天的学习，将开启一种全新的探索自我的关系之旅。
2. 自我关系是他人关系的核心。
3. 照顾好自己的感受，也照顾好别人的感受。

### 二、自我认知：我是谁？

分组介绍。

（一）分　组

1. 分组原则：根据现场的人数进行分组，一般采用 2N 或 N² 进行分组，如 6 个人分成 2 个组，每组 3 人或 9 个人分成 3 个组，每个组 3 人等。
2. 报数分组。

3. 相互介绍。

（1）用 3 个标签介绍自己："大家好，我叫××，我是一个……的人。"

（2）"我用这 3 个标签的原因是……"

（二）启　发

每个人都有一个标签，这个标签来自自己，也来自别人，但更多的仍然是取决于自己。

## 三、我想成为谁？

（一）"偶像我"练习

1. 每个人心目中一般都有一个偶像存在，也许他是名人又或许是普通人，也许他是从政的又或许是经商的，也许他是科学家又或许是教育家，也许他是歌星又或许是影星，甚至也许是你自己。没有标准答案和唯一的答案。

2. 想象一下，现在的你就是他，请你站在小组中间，呈现出他的典型性特征，让大家猜你的偶像是谁。

3. 如果有人猜中后，请简单分享自己选择他作为偶像的原因。

思考题：

（1）你一共有几个偶像？

（2）他们有哪些特质？

（3）你现在的偶像是谁？和以前有发生变化吗？

（二）启　发

1. 你想成为谁，你就会有最终成为谁的可能。

2. 坚持和放弃并没有对错好坏之分，重要的是学会什么时候坚持和什么时候放弃。

## 四、幸福的秘诀

（一）哈约里窗理论

美国心理学家约瑟夫·卢夫特（Joseph Luft）和哈里·英汉姆（Harry

Ingham）共同提出了分析人际关系和传播的"约哈里窗"（Johari Window）理论。他们用4个方格说明人际传播中信息流动的地带和状况。

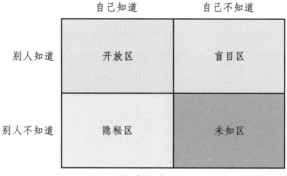

约哈里窗

（二）练　习

1. 请每个人拿一张 A4 纸，参照上面的格式画出 4 个区域。

2. 请联系自己的日常生活，在 4 个不同的区域填写上 5 个以上的答案作为内容。

3. 在小组中或和搭档分享自己的答案。

（三）幸福的秘诀

开放区：增加开放区的方法在于沟通。

盲目区：减少盲目区的方法在于倾听。

隐秘区：减少隐秘区的方法在于分享。

未知区：减少未知区的方法在于多尝试。

（四）启　发

结合上面的方法，你将如何做？

## 五、探索自我

（一）人生的九宫格

1. 请用 A4 纸折成一个九宫格，并标记出 9 个格子。

| | | |
|---|---|---|
| 5 | 4 | 3 |
| 6 | 主题 | 2 |
| 7 | 8 | 1 |

2. 请在每个格子上按照时间顺序画出从小到大自己印象最深的事情，无论它是什么样的事情，无论它对你的影响是积极的还是消极的，都把它画出来，可以采用图形加文字的描述。如果格子不够，还可以翻面过来，再增加。

3. 请给每幅画起一个名字，再给 9 幅画起一个共同的名字，并寻找其中的规律：哪些是和父母有关，哪些是和成功有关，哪些是和自己内心的渴望有关，哪些是和自卑有关，哪些是和人际关系有关等。

4. 评估每件事对自己的影响，在自己认为是积极影响的后面打√，消极影响的打×，中性影响的打○，数一下各自的个数。

5. 2 个人一组分享你过往的人生。你最喜欢的是哪一幅？你最不喜欢的是哪一幅？如果时光可以倒流，你最想改变的是哪一幅？如果可以改变，你希望变成什么样子？

6. 分享这个练习给自己的启发或感悟，也邀请搭档分享自己的人生故事和感受。

（二）启　发

1. 人生不在于你经历了什么，而在于你如何看待你的经历。

2. 积极的人会倾向于把经历当作财富，消极的人会倾向于把经历当作痛苦和灾难。

3. 不念过去、不惧未来、积极努力、活在当下。

六、导师小结

1. 每个人都生活在关系的连接中，自我关系是他人关系的核心。

2. 照顾好自己的感受，也照顾好别人的感受。

3. 每个人都有一个标签，这个标签来自自己，也来自别人，但更多的仍然是取决于自己。

4. 你想成为谁，你就会有最终成为谁的可能。

5. 坚持和放弃，并没有对错好坏之分，重要的是学会什么时候坚持和什么时候放弃。

6. 增加开放区的方法在于沟通，减少盲目区的方法在于倾听，减少隐私区的方法在于分享，减少未知区的方法在于多尝试。

7. 人生不在于你经历了什么，而在于你是如何看待你的经历：积极的人会把经历当作财富，消极的人会把经历当作痛苦和灾难。

8. 不念过去、不惧未来、积极努力、活在当下。

## 第二课　心灵哲学

### 一、心灵哲学

（一）练　习

1. 朗诵两遍以下内容。

（1）我们的生命经历，完全是我们自己造就的。

（2）我们的一想一念，都在创造我们的未来。

（3）最富有力量的是"当下"，而不是过去或未来。

（4）我们每个人都受到自我憎恨和内疚的伤害。

（5）我们每个人都可能认定自己"不够好"。这只是一个念头，它是可以改变的。

（6）对我们最有害的是怨恨、批评和内疚。

（7）我们要学会原谅过去并宽恕他人。

（8）我们要开始学着去爱我们自己。

（9）现在就开始赞同和接受自己是积极改变的关键。

（10）当我们真正爱自己的时候，我们生活中的一切都会运转正常。

（11）我们的情绪影响了我们的身体健康，甚至创造了某些"疾病"。

丢弃怨恨可以化解负性情绪，远离疾病。

（12）人生有无数多个起点，但是只有一个终点。

（13）生命永不停滞，生活中的每个时刻都是我们弃旧迎新的起点。

（14）我具有创造自我的特殊力量，这种力量使我们能随心所欲地创造。

（15）让我们就在"当下"全新开始吧。

（16）在我们世界里一切都很美好。

2. 从以上 16 条中选出自己最有感触的 1 条。

3. 分组：按自己最有感触的 1 条进行分组，在小组中分享选择它们的原因。选择相同答案的人坐一组，没有相同答案的人坐一组。

4. 分享：通过自己的选择，你发现了什么？

（二）启　发

1. 每个人都有自己内心的心灵哲学，它是我们人生的重要组成部分，是指导我们生活的价值信念。

2. 每个人的世界都由无数个念头构成，而这些念头又构成了自己的人生观、价值观。

## 二、14 个人生观价值观练习

（一）练　习

1. 两人一组，分享对以下观念的认识。

（1）关于金钱的观念。

（2）关于爱情的观念。

（3）关于婚姻的观念。

（4）关于性的观念。

（5）关于孩子的观念。

（6）关于家庭的观念。

（7）关于工作的观念。

（8）关于事业的观念。

（9）关于成功的观念。

（10）关于失败的观念。

（11）关于努力的观念。

（12）关于友谊的观念。

（13）关于理想的观念。

（14）关于价值的观念。

2. 觉察一下自己的观念和搭档的观念有什么异同，你有什么样的启发？

（二）启　发

不同的人有不同的人生观、价值观，我们所要做到的是：

认识自我—接纳自我—超越自我；

认识他人—接纳他人—感恩他人。

## 三、心灵魔法瓶

（一）练　习

1. 边框作画：拿出 4 张 A4 纸，在距离纸的边距 1 厘米处画出边框。

2. 导师念出以下场景，请按照相应的指示在每张 A4 纸的边框内作画。

（1）第一幅画：现在想象你走在一条路上，突然出现一个魔法师，把你抓住放进了一个有魔力的瓶子里，请画出这个场景。

（2）第二幅：现在想象你在这个瓶中已待了一天一夜，你不觉得渴，也不觉得饿，你有怎样的感受？你在做什么？请画出这个场景。

（3）第三幅：现在想象不知道过了多久，阳光照了进来，这时你有怎样的感受？你在做什么？请画出这个场景。

（4）第四幅：现在想象一年过去了，这时你有怎样的感受？你在做什么？请画出这个场景。

（5）第五幅：重新拿出一张空白 A4 纸，不再画边框，请按照自己的想法自由作画，给故事画一个结尾。

3. 要求：

（1）给每幅画取一个名字。

（2）如果这个瓶子象征着生活当中的困难或不如意，你觉得会是什么？

（3）请结合图画进行自我分析：心灵魔法瓶体现了你内心怎样的世界？

（二）启　发

1. 每个人都由 2 个自我构成：意识自我和潜意识自我，两者相互作用，相互影响。

2. 在意识自我中，我们能够看到我们的认知、情绪、行为以及带来的关系；在潜意识自我中，我们需要通过静下心来耐心分析外在显性行为背后的动机、期待、价值观。

### 四、人生三部曲

（一）练　习

1. 以小组为单位开展练习，进行塑形，将 3 张 A4 纸横置，分别在上面写上"过去""现在""未来"，然后依照过去、现在、未来排序。

2. 让小组第一个成员站在"现在"这张纸上，以站立的"成年人"形态呈现自己的状态，体会一下当下自己的状态，用 3 个词语标注"现在的自己"，并分享自己使用这 3 个词语的原因。

3. 走到"过去"的纸上，以蹲下的"孩子"的形态呈现自己的状态，并用 3 个词语标注自己，分享"过去的自己"及使用这 3 个词语的原因。

4. 站在"未来"的纸上，站在凳子上以"未来的自己"的形态呈现自己的状态，用 3 个词语标注自己并分享自己对于未来的期待及使用这 3 个词语的原因。

5. 练习结束后，全组分享自己的体验和感受。

（二）启　发

传统的认知里面，过去、现在、未来是一条不可逆的线性关系；而在心理学的认知里面，过去、现在、未来是一种营养关系，从过去和未来中汲取力量和养分，借由过去、未来来指导自己当下的选择和感受。

## 五、导师小结

1. 每个人都有自己内心的心灵哲学，它是我们人生的重要组成部分，是指导我们生活的价值信念。

2.每个人的世界都由无数个念头构成，而这些念头又构成了自己的人生价值观。不同的人有不同的人生观、价值观。我们要做到的是：

认识自我—接纳自我—超越自我；

认识他人—接纳他人—感恩他人。

3. 每个人都由 2 个自我构成：意识自我和潜意识自我，两者相互作用，相互影响。在意识自我中，我们能够看到我们的认知、情绪、行为以及带来的关系，在潜意识自我中，我们需要通过静下心来耐心分析外在显性行为背后的动机、期待、价值观。

4. 传统的过去、现在、未来是一条线性的不可逆的关系；而心理学的线性关系是一种从过去和未来中汲取力量和养分的关系，借由过去、未来来指导自己当下的选择和感受。

5. 做一个自信、自由、自然的人。

## 第三课　爱自己

### 一、心情播报

（一）练　习

1. 两人一组：一个人伸出双手，掌心朝上，另外一个人伸出双手放在第一个人的手心上进行连接。分享当下自己的感受。

（1）情绪（用 3 个词语表示当下的感受或最近这一个星期的感受）。回应："我听到了你的感受是……"

（2）事件（分享用这 3 个词语的原因）。回应："我听到了是……让你觉得……"

（3）认知（对事件或他人行为的看法或想法，也叫评价）。如果是正向的感受，回应："我听到了你非常正向的表达，请继续保持和加油！"

（4）认知重构。如果是负向的感受，回应："我听到了这件事或这个人带给你不好的体验，换一个角度，假如有第三个人站在旁边旁观了整个事件的经过，站在第三人的立场，你觉得他会怎样来重新描述这件事，你可以尝试一下吗？"

（5）感受再确认。如果搭档的表述是非常中立和客观的描述，回应："非常好，看到你已经能够冷静客观地去看待和分析这件事了，那你现在的心情是……"

（6）正向回应。如果是正向的情绪，请回到第三步："我听到了你非常正向的表达，请继续保持和加油！"如果还是负向的情绪，请给予支持和理解："这件事或这个人的影响需要一个过程去慢慢应对，但是请相信你自己，通过不断地学习和进步，一定可以克服它。"

2. 相互交换，重新练习。

3. 搭档之间相互分享。

（二）启　发

1. 问题本身不是问题，如何看待问题才是问题。

2. 当问题和情绪夹杂在一起的时候，我们便失去了自我。

3. 先处理心情，再处理事情。

4. 处理心情的方法有治标和治本之分，治标的方法是直接针对情绪本身进行调节，治本的方法是针对情绪背后的想法（认知）进行调节。

## 二、"爱自己/不爱自己清单"

（一）练　习

1. "不爱自己清单"练习：将 A4 纸折成 2 半，左侧上方写上"不爱自己清单"。导师朗读以下内容，让学员从以下部分选择，也可以增加自己的部分。

（1）我经常批评和责备我自己。

（2）我用不当的食物、酒精、香烟或其他方式来虐待自己的身体。

（3）我总是相信自己在别人的眼里是不可爱的。

（4）害怕为自己的付出提出一个合理的价格或价值。

（5）我自己造成了自己身体上的疾病与疼痛。

（6）我延误了那些对我来讲有益的事。

（7）我生活在混乱与无序之中。

（8）我使自己背负上债务。

（9）我吸引来的总是蔑视自己的异性。

（10）我的同事不开心了，我想是我哪儿做错了。

（11）他约了我一两次，就不再打电话来了，我想一定是我做错了什么。

（12）我的婚姻结束了，我确信我是一个失败者。

（13）我害怕提出升职加薪的要求。

（14）我对我的体形不满意，我感到很自卑。

（15）我没有得到我想要的，我确信是我自己不够好。

（16）我害怕亲密关系，不让任何人接近我。

（17）我不能自己做主，因为我怕出差错。

2．"爱自己清单"练习：在 A4 纸右边写上"爱自己清单"，请朗读以下内容后，写出爱自己的表现。

（1）生命的种种经历。

（2）生命的喜悦。

（3）我看见的美的事物。

（4）知识。

（5）思维的奇妙。

（6）我们的身体及其奥秘。

（7）鸟、鱼等。

（8）千姿百态的植物。

（9）宇宙的伟大和神秘。

3．在小组内，分享自己的答案和选择以上几条的原因。

4．朗诵小诗

在我广阔的人生中，

一切都是完美的、完整和完全的。

我的生活总是新的。

我生活中的每个时刻都是新鲜的、至关重要的。

我用我的乐观思想来创造我想要的一切。

这是新的一天，我也是新的我。

我想的不一样，我说的不一样，我的行为也不一样。

别人对待我的方式也不一样。

我的新世界反映出我的新思想。

我满怀喜悦种下新的种子，

因为我知道这些种子将成为我新的体验。

我的世界里一切都好。

（二）启　发

照顾好身心灵的方式

1. 身体：锻炼、按摩、针灸、触摸等。

2. 心理：让心接受和认同，视觉化技术、导向性意象、肯定思维、完形、催眠、心理剧、过去生活回归、艺术疗法、梦幻作业等。

3. 灵魂：精神追求，宽恕、爱、信仰、祈祷、冥想等。

## 三、给自己多一份允许

（一）"我不得不"和"我应该"

1. A4 纸折成 4 宫格（4 个等大长方形格），在左上角写上"我不得不"做的 5 件事；在右上角写上"我应该"做的 5 件事。

2. 当 A 念完第一个"我不得不"后，B 询问："为什么呢？"A 解释。

3. 接下来进行 5 个有关"我应该"的询问。

4. 然后 2 个人交换。

（二）"我选择"和"我可以"

1. 在 A4 纸上，左下角用"我选择"替换"我不得不"，重新念一遍刚才的内容。B 询问："为什么你可以选择呢？"A 再解释。

2. 同上，将"我应该"换成"我可以"，重新念一遍刚才的内容。B 询问："为什么你可以呢？"A 再解释。

3. 2 个人交换。

（三）分　享

2 个人互相分享自己的感受。

## 四、"我的理想"

（一）练　习

1. 否定式回答。

A 分享自己的理想，B 倾听，但是给予否定式、打击式回答，说对方实现不了，嘲笑对方的理想等。

2. 漠视忽略式回答。

A 分享自己的理想，B 不倾听，走神或做自己的事，漠视对方的理想，对对方说的话不感兴趣。

3. 肯定式回答。

A 分享自己的理想，B 认真倾听并积极鼓励，无论是言语的还是肢体的，完全相信对方可以做到。带着一颗好奇心去询问对方："你为什么想要拥有这些理想？如果你实现了你的理想，你的生活会发生哪些变化呢？为了你的理想，你现在在做些什么努力呢？"

（二）分　享

1. 你经常采用哪种模式应对别人的分享？
2. 你的关系人（配偶或家人）多对你采用什么样的模式？
3. 这个练习对你有什么样的启发？

## 五、相信自己，爱自己

1. 看看镜子中的自己。
2. 闭上眼睛，感受自己。
3. 闭上眼睛跟着导师念："我爱我自己，我爱我自己。不管别人对我说什么，不管别人对我做什么，我依然爱自己。我永远相信我自己，我永远会爱我自己。"

4. 睁开眼睛，大声地对自己说："我爱我自己，我爱我自己。不管别人对我说什么，不管别人对我做什么，我依然爱自己。我永远相信我自己，我永远会爱我自己。"

## 六、导师小结

1. 问题本身不是问题，如何看待问题才是问题。当问题和情绪夹杂在一起的时候，我们便失去了自我。

2. 先处理心情，再处理事情。

3. 处理心情的方法有治标和治本之分，治标的方法是直接针对情绪本身进行调节，治本的方法是针对情绪背后的想法（认知）进行调节。

4. 照顾好你的心灵。

5. 永远要相信自己，爱自己。

## 第四课　原生家庭

### 一、家庭动物图（家庭动物沙盘）

**练习：采用绘画或沙盘**

1. 在 A4 纸上或沙盘上，分出 2 个区域：一个是原生家庭区域，一个是现在家庭区域。

2. 原生家庭动物图：先画出你的家庭饭桌，然后根据你家庭的人数，画相应的凳子；用动物头像代替你的家庭成员，用位置和距离、朝向等表示相互之间的关系。可以是真实的家庭序位，也可以是虚拟的家庭序位。请给每种动物标出表现它特征的 3 个词语，然后分享每个家庭成员（动物）对自己的影响。

3. 现在家庭动物图：如果你已经成家，请按照上述方法重新画一幅现在家庭动物图，关于象征自己的动物可以按照现在自己的感受去画，可以是和过去一样，也可以不一样。如果没有成家，请按照最近一次回家家庭聚会的位置排列现在的家庭动物图。请给每种动物标出表现它特征的 3 个词语，然后分享自己对别人的影响。

4. 请你给这 2 幅画各起一个名字，并和你的搭档分享这 2 幅画的异同点以及自己的感受或启发。

## 二、家庭塑形

1. 指导语：家是每个人出生的地方，也是我们每个人生活的地方，无论我们多大年龄，我们都不能忘怀生养我们的父亲母亲。下面请先戴上眼罩听 2 首歌：《父亲》《母亲》。请在 4 张纸条上分别写上你最想对爸爸妈妈说的 3 句话、你最想听到爸爸妈妈对你说的 3 句话、自己最想对未来的自己说的 3 句话以及未来的自己对自己回应的 3 句话。

2. 家庭塑形：请一个学员先在台上演示。

（1）原生家庭塑形。在导师的引导下，学员从小组成员中选择一位扮演自己的父亲、一位扮演自己的母亲（或主要养育者）、一位扮演现在的自己、一位扮演未来的自己，然后按照自己对家庭的理解和感受，让 4 个角色以不同的位置或动作（如家庭里常见的一幕）站立，并解释为什么要这么塑形。

（2）替换。真实的"自己"回到"自己"的扮演者后面，感受一下。闭上眼、深呼吸，同时分享自己的感受。

（3）对话父母。真实的自己回到塑形人员面前，将前面写给父母的纸条给相应的扮演者。如对妈妈说的话给妈妈，对爸爸说的话给爸爸。"妈妈我想对你说……""爸爸，我想对你说……"父母的扮演者依据纸条上的内容做出回应。

（4）告别父母。面对爸爸妈妈鞠躬："爸爸妈妈，我长大了，我要离开你们了……爸爸妈妈，我希望你们……"

（5）对话自己。"我想对自己说……""自己"的扮演者回应纸条上的内容，然后给他/她一个拥抱："我想对未来的自己说……"未来的"自己"回应纸条上的内容，然后给未来的"自己"点一个赞。

3. 分享感受。

## 三、导师小结

1. 当我们抱怨父母的时候，其实就是放弃了自己的力量，放弃了自己根的时候。

2. 我们无法改变过去，未来是由我们现在的思想所描画出来的。我们必须认识到，我们的父母在他们所具备的理解力、经验和知识的基础上，已经尽其所能做到最好了。

3. 爸爸妈妈，我并不了解你们的童年，特别是你们 10 岁以前的事，我永远无法知道你们的过去，我只能试着去想象你们的童年经历和你们生活的那个年代和家庭环境，以及什么样的童年才塑造出了你们这样的爸爸妈妈？

4. 我要获得自由，必须先让我的父母自由，我只有先原谅你们，才能原谅自己；如果我要求你们完美，我也要要求自己完美。

## 第五课　人生三部曲

### 一、接纳自己

1. AB 一组，A 把手放在自己的喉部，闭上眼睛，大声重复这句话 10 遍："我愿意改变。"B 询问 A："你愿意去改变什么？"然后双方交换。

2. 拿出手机，保持黑屏，凝视手机里自己的眼睛，触摸自己的喉部，大声说 10 遍："我愿意放弃所有的抵抗。"B 询问 A："你愿意去放弃抵抗什么？"然后双方交换。

3. 分享感受。

### 二、放下过去

1. 化解怨恨。

A 静静地坐着，闭上眼睛，放松头脑和身体。想象自己坐在黑暗的剧院里，面前有一个小舞台。在那个舞台上，站着自己最恨的人。那个人可以是过去、现在仍然活着或已经去世的人。

B 询问："那个人是谁？你为什么不愿意去面对？（你和他之间发生

了些什么？）"A 回答。B："当清晰地看到这个人时，想象这个人身上发生了好事——对他意味深长的事。你看见他笑了，他很高兴。"让这个场景持续几分钟，然后让它慢慢隐退。

2. 原谅自己。

A 静静地坐着，闭上眼睛，放松头脑和身体。想象自己坐在黑暗的剧院里，面前有一个小舞台。在那个舞台上站着自己。

B 询问："你为什么要宽恕你自己？"

A 回答："我要宽恕我自己，是因为……"

B："你看见你自己身上发生了好事，你看见你自己笑了，你很高兴。意识到宇宙之大可以容下我们所有人。"

### 三、走向未来

"人生三部曲"：

1. 4 人一组，请在小组内，选择 3 个不同的学员代表自己的过去、现在、未来。过去的"自己"蹲、现在的"自己"站、未来的"自己"站凳子上，分别让他们做一个动作代表自己那个阶段的特征。

2. 向小组成员介绍自己的 3 个阶段的特征是什么以及为什么做这样的动作造型。

3. 请目视过去的"自己"，蹲下来，目光平视，然后拉住他/她双手，说出你想说的 3 句话；然后站起来，拉着现在的"自己"的手，说出自己当下想表达的 3 句话；然后是未来的"自己"，同上。

4. 站在 3 个"自己"的前面，3 个扮演者一起把手搭在真实的"自己"肩膀上一起说："××，我们都爱你，请你放下过去，珍惜现在，拥抱未来。"

5. 还角色：面对面站立，从第一个"自己"开始，说："××，我不是过去的你，我是你的同学××，我把你过去的角色还给你，希望你幸福。"然后是第二个、第三个"自己"。

6. 真实的"自己"当事人拥抱或同扮演者握手以表示感谢，然后分享自己的感受。

## 四、朗 读

在我广阔的人生中，
一切都是完美、完整和完全的。
变化是我生活中的自然规律。我欢迎变化的到来。
我愿意改变。我选择改变我的思想。
我选择改变我所使用的词汇。
我从旧的变成新的，这对我来说很容易也很愉快。
宽恕比我想象的要容易。
宽恕使我感到自由和轻松。
伴随着快乐的感觉，我越来越爱自己。
我放弃的怨恨越多，我需要表达的爱就越多。
改变我的思想我感觉很好。
我在学习选择体验今天的喜悦。
我的世界里一切都好。

## 第六课　改变思维

## 一、放下否定，学会肯定

### （一）练 习

1.请在 A4 纸上写出 10 个"我不想……"，比如：

（1）我不想变胖。

（2）我不想没有钱。

（3）我不想住在这里。

（4）我不想干这个工作。

（5）我不想有这样的头发/鼻子/身体。

（6）我不想孤单一个人。

（7）我不想不快乐。

（8）我不想生病。

......

2. 请和你的搭档分享你的答案，选择其中你认为最重要的一条并分享原因。

3. 递进式意义对话（或寻找元认知对话）、两个人一问一答。

例如："我不想变胖。""变胖对你意味着什么呢？""不漂亮了。""不漂亮又意味着什么呢？""没有人喜欢我。""没有人喜欢又意味着什么呢？""意味着我很失败。""失败对你又意味着什么呢？""意味着人生没有价值。""你觉得什么样的人生才是有价值的呢？""我觉得……才是有价值的。"直到探索到比较深层的内在原因。

推论式总结："变胖是否就是没有价值的呢？""不是。"

4. 标注元认知："我不想变胖。"元认知："我害怕自己没有价值。"

（二）启  发

1. 负面的想法，成为我们情绪的奴隶；当我们陷在负面的想法中时，我们往往找不到答案，也看不到希望，任由情绪控制着我们。

2. 你对不想要的东西想得越多，你创造的不想要的东西就越多。你所不喜欢的东西会一直跟着你。

3. 你把注意力放在哪里，哪里就会成长，而且会成为你生活中永久存在的东西。

4. 寻找想法背后的元认知，看到自己内心核心的想法。

5. 远离否定的事物，把注意力放在你真正想要的肯定的事物上。

6. 人是不断自我暗示的动物，你的今天是你不断暗示的结果。

7. 如果你的主线故事充满了负性，请补充自己的支线故事，让主线故事变得丰富多彩起来。

（三）重新改写

1. 请用"我想要……"改写你的答案，比如：
我想要苗条。
我想要富裕。
我想要年轻。
我想要有一个好的人际关系。

我想要有爱情和友情。

我想要喜悦、快乐、自由。

我想要健康。

2. 采取行动。请选择最重要的那条进行说明，例如：我不想变胖，我想要苗条。

——"为什么你想要苗条呢？""因为苗条意味着我很有魅力。"

——"如何才能做到苗条呢？""我可以……"

3. 分享给其他人。

## 二、放下完美，学习希望

（一）"我应该"

1. 2 人一组，每人 1 张纸、1 支笔，在纸上写下 5 个以"我应该"开头的句子。

2. 当一个人念完第一句后，另外一个人问询："为什么？"

3. 直到最后一个结束，然后双方交换。

（二）"我希望我可以"

1. 替换，重新念刚才的内容，不同的是这次把句子的开头换成："我希望我可以……"

2. 朗读一遍，对方询问："为什么你还没有做呢？"（方法同上）

（三）分　享

2 个人相互分享自己现在的感受。

## 三、相信自己，多份允许

（一）放下练习

1. 闭上眼睛，听着音乐，每个人都拿出一面小镜子，在镜子里看着自己的眼睛，轻轻叫自己的名字，并且说："××，我喜欢你，并且接受你原来的样子。"直到音乐停止。

2. 如何开始爱自己？从放下"我不够好"的念头开始。

（1）"我想放下自己……不够好的念头。"

（2）"我不要再因为（人名）对我的指责，而认为自己不够好。"

3. A 拿一张 A4 纸，在上面写："我爱我自己，因此我可以……"给自己 10 个允许。

B 询问："为什么你有这个允许？"

自我赞同和自我接纳是通往积极改变的必由之路，接纳自己的不完美才能走向完美。

（二）学习认同

1. 看看镜子中的自己，两个搭档手拉手做支持的手势。

2. A："我喜欢并且认同我自己。"

B："你喜欢并认同自己的哪个方面？"

A："我喜欢并且认同我……"

再重复，直到 A 说"可以了"。

B："不管发生什么，不管别人对你说什么，也不管别人对你做什么，继续向前走，相信你自己。"

A："谢谢你，我会做到的。"

3. 角色交换练习。

4. 分享感受。

## 四、感恩生活，多份珍惜

1. 写下你生命中最重要的 10 样东西。

2. 每个人都会领到 10 张扑克牌，每张扑克牌代表 1000 元。

3. 请助教在黑板上书写出大家最想买的 10 样东西，如健康、幸福、快乐、自信、伴侣、成功、爱情、事业等，然后开始按照价高者得的方式进行拍卖，每次叫价 1000 元起。

4. 拍卖结束后，请分享自己的感受。

（1）自己是否买回了自己最想要的东西？为什么？

（2）自己是否还剩有余钱或最早把钱用光？为什么？

（3）你有什么样的体会和感受？

5. 写出自己身边拥有的人或事物，并对他们进行感恩。

"我很幸福，因为我拥有……谢谢！"（写出 10 个）

## 五、导师小结

爱自己，从接纳自己，相信自己，肯定自己开始。

在我广阔的人生中，

一切都是完美的、完整和完全的。

我的生活总是新的。

我生活中的每个时刻都是新鲜的、至关重要的。

我用我的乐观思想来创造我想要的一切。

这是新的一天，我也是新的我。

我想的不一样，我说的不一样，我的行为也不一样。

别人对待我的方式也不一样。

我的新世界反映出我的新思想。

我满怀喜悦种下新的种子，

因为我知道这些种子将成为我新的体验。

我的世界里一切都好。

## 第七课　改变关系

### 一、事实与感受

（一）练　习

1. A 讲述一件最近一个星期让自己困惑或烦恼或不开心的事。B 对 A 所讲述的事情进行复述，并尝试支持鼓励 A。

2. 支持性倾听：　B 利用 3F 法则再次进行复述，并再次尝试支持鼓励 A。

3F 法则：

确认事实—听事实（Fact）—非评价；

安抚情绪—听感受（Feel）—非观点；

明确期待/行为—听意图（Focus）/行动—非解读。

3. 角色交换练习。

4. 分享感受。

5. 注意以下要点。

（1）男女差异：思维方式的差异——解决问题 VS 表达感受。

（2）关键点：不要否定对方的感受。

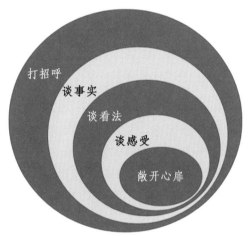

沟通递进图

6. 启发：沟通三部曲。

（1）倾听；

（2）确认；

（3）反馈。

## 二、行为模式

（一）练 习

1. 角色身份练习。

2人一组，请你分别以上级（长辈）、平级（平辈）、下级（晚辈）的口吻和你的搭档沟通。观察一下，在三种角色中：

（1）你最习惯哪种角色？为什么？

（2）你期待的是哪种角色？为什么？

（3）练习对你有什么启发？

2. 镜像理论。

真实的"我"—镜子—折射的"我"

凹透镜（指责型）　　　"我"—镜子—小

凸透镜（讨好型）　　　"我"—镜子—大

脱离镜（无对应、冷漠型）　　"我"—镜子—"我"是谁？

乱射镜（混乱型）　　　"我"—镜子—混乱

平面镜（真实型）　　　"我"—镜子—真实

（1）角色扮演：指责型——A站在B的面前，伸出右手食指，指责对方表达。

讨好型——A半跪在B面前，伸出右手做出类似求婚的手势，表达希望得到对方的爱或不希望对方离开。

冷漠型——A双手抱胸，B说什么都冷淡以对。

混乱型——A一会儿对B好，一会儿对B态度恶劣，前后不一致。

真实型——A与B平视，手拉手，真诚地表达自己的内心世界。

（2）小组分类。按照上面的5种类型，分成5个小组。

（3）小组内分享对以下问题的回答。

① 你的模式在生活工作中有哪些表现？带给你什么样的好处？什么样的坏处？

② 你的另外一半是什么模式，他的模式给你们的关系带来什么样的影响？

③ 如何更好地去改进你的相处模式？

### 三、关系投射

1. 在头脑中寻找一个生活中找你麻烦的人。描述此人身上令你最讨厌的地方或者是你想让他改变的地方。请你写下他/她最让你讨厌的3点。

每个人都是一面镜子，你的感受往往是你内心的投射。

（1）如果你有一个唠唠叨叨、不支持你的配偶，就应该再看看你童年的信念，你是否有唠叨和不支持你的父母？

（2）如果你的爱人让你感觉很冷酷，似乎不爱你，审视你自己，看看你是不是小时候在观察你父母时得出过结论"爱情是冷酷和含蓄的"。

（3）如果你有一个靠不住的、令你失望的朋友，审视你自己，生活中什么时候你也是靠不住的？你什么时候让别人失望了？

（4）如果你有一个孩子，他的某些习惯让你很生气，审视一下自己，你是否也有那些习惯？孩子往往通过模仿周围的大人来学习。把这些习惯从你身上清除掉，你会发现他们也自动地改变了。

（5）如果你有一位同事，他总是不肯与你协作，审视你自己，你自己在哪些方面显得不合作？

（6）如果你有一位员工，他总是不听从命令或总是半途而废，看看你自己什么方面也是这样，然后赶快把这些从自己身上清除掉。

（7）如果你觉得你有一个爱批评人的、无法取悦的老板，那你应该检查自己，或许在某种程度上你也是如此。

2. 现在，审视自己的内心，问自己："我什么地方也像那样，我什么时候也做过同样的事？"

闭上眼睛，给自己时间好好想一想。

3. 分享。

## 四、寄　语

1. 关系就像镜子一样映射出我们自己。我们喜欢的人一般都是和我们有某些相同品质的人，或者具有某些和我们一样的看待关系的信念。这一点对于老板、同事、员工、朋友、情人、配偶、小孩都是一样的。

2. 他人身上的那些你不喜欢的品质，可能是你自身也有的，或是你不希望有的，也可能是你相信你也具有的。如果他们身上具有的特征不能在某种程度上弥补你自身的不足，你也不会吸引他们或是让他们进入你的生活。

3. 每一种关系都是自我的映射，都是意识（语言、行为、应对方式）

与潜意识（感受、期待、渴望）综合作用的结果。

4. 关系分为自我关系和他人关系，两者是相互作用、相互影响的：自我关系的影响因素在于知己知彼的觉察；他人关系的影响因素在于知彼知己的感受。

5. 改变我们自己。这是改变别人唯一的方法。

6. 改变我们自己的模式。我们会发现"他们"真的不一样了。

## 五、亲密关系

### （一）理想恋人

1. 请分享现实生活中你的亲密关系的状态和在这段关系中的感受。（现阶段没有，也可以分享前一段关系；如果没有恋爱过，可以分享未来想象中的恋人）

2. 理想恋人。画一幅理想恋人的形象，并标出你最在乎他（她）的5个外在特点和5个内在特点。换一种颜色的笔，请结合现实另外一半的特点，用√和×来判断哪些符合、哪些不符合，并用△标出你最在乎的特点。2人小组分享。

3. 现实恋人。重新拿一张A4纸对折成4方格，上面2格写上恋人身上的5个优点和5个缺点；下面2格写上自己身上的5个优点和缺点。和搭档分享。

4. 站在恋人的角度，画出他心目中的理想恋人形象，并标出他最在乎的5个外在特点和5个内在特点。请用√和×来判断自己身上哪些符合、哪些不符合，并用△标出他最在乎的特点。2人小组分享。

5. 相互分享这个环节的感受或收获。

### （二）爱的告白

1. 选择伙伴。

（1）分小组围圈（5~6人为宜），小组成员手拉手，请主角站在圈内。主角根据自己的感觉，选择一个小组内自己喜欢的人，然后邀请在成员中选他她。

（2）分享自己为什么会选择他/她。

（3）在选择的过程中，你有哪些想法产生？

（4）分享：察觉自己的模式，你容易被什么样的人吸引，你有什么样的选择模式？

2. 假设伴侣。

（1）选择一个身边的伙伴，假设他/她是你的亲密伴侣，请你和他做一个连接，用一些关键词简单描述最典型的特点："他是一个……的人。"

（2）请分享你当初选择他/她的理由或原因。

（3）请你对他/她做 5 句以上爱的告白："亲爱的，谢谢你……"

（三）爱的冲突

1. 选择伙伴。

请你选择一个你不喜欢他/她身上某些特质的人，并分享为什么选择他/她。（你不喜欢的，并不是代表他/她这个人，而只是他/她身上的某种特质，比如头发、脸型、穿着、性格、说话方式、做事方式等，不符合你的价值观而已。请察觉一下自己的选择模式）

2. 假设伴侣。

选择一个伙伴，代表你不喜欢的伴侣的特质，假设你们是亲密关系，请你对他说爱的抱怨："亲爱的……，我不满意/不喜欢你……；我希望你……"

搭档回复："我听到了你对我的希望，谢谢你的表达。"

（四）练 习

1. 仿同笔尖双人舞。（侧面站比较容易看清楚动作）

（1）第一轮：A 做任意姿势，B 模仿 A 的姿势，可以做任意 3 ~ 5 个动作。

（2）第二轮：B 做姿势，A 仿同。

（3）第三轮：中间放 1 支笔，一起跳舞，要求笔不能落地。（可以配 2 首音乐，一首轻音乐，一首快节奏音乐）

（4）分享：音乐结束后，B 和 A 相互表达对 3 个环节的感受。

**导师总结：**

关系不是对抗，而是先认同对方，站在对方的角度，理解那就是他/她真实的想法或感受；我们所要做的不是否定对方的想法，而是去了解他/她这样想背后的原因是什么？理解了他/她背后的原因，才能进入深层次的沟通。

同频、共感、跟随。

2. 爱的秘籍。

（1）做到身心灵的平衡。

身：性生活的平衡（包括身体的接触频率与程度）。

心：价值观的平衡（金钱观、教育观、婚姻观、恋爱观、责任观等）。

灵：灵魂的平衡（道德上对彼此一生的认定；超越身心的高峰体验）。

（2）在关系花园里不断创造——建立情感银行和满足心理营养。

## 六、弹性关系

做一个有弹性的人。

（1）我们小时候和周围大人的关系，影响了我们和自己的关系。我们与周围人的主要关系，反映出我们和父母的关系。

（2）我们小时候大人对待我们的方式，往往会内化为自己的行为模式，无论是积极的还是消极的。

（3）我们不要去责怪我们的父母，因为他们不可能教会我们那些他们自己都不知道的东西。

（4）如果我们不能在心中理清与我们父母的关系，那么我们就无法创造出我们想要的人际关系。

（5）关系就像镜子一样映射出我们自己。我们喜欢的人一般都是具有某些和我们相同品质的人，或者具有某些和我们一样的看待关系的信念。这一点无论是对于老板、同事、员工、朋友、恋人、配偶、小孩，都是一样的。

（6）他们身上那些你不喜欢的品质，可能正是你自身也有的品质，或是你宁愿没有的品质，也可能是你相信你也具有的品质。如果他们身上具有的特征不能在某种程度上弥补你自身的不足，你也不会吸引他们或是让他们进入你的生活。

## 第八课　尽职工作

### 一、职业九宫格

（一）工作现实性问题

2 人一组，分享对以下问题的回答。

1. 你现在是做什么工作的？做了多长时间？你喜欢这份工作吗？你擅长这份工作吗？你愿意坚持下去这份工作吗？

2. 目前这个工作满足了/没有满足你哪些需要？

3. 你对工作和未来的职业规划发展有什么样的期待或规划？

4. 你目前在这家公司采用了什么样的工作态度和职业习惯？

（二）职业九宫格

1. 将 A4 纸折成 9 个格子，如下图，然后从第一个格开始写自己的工作经历，直到自己最近的一份工作，每个格标注出：工作名称、工作起止时间、离职原因、那份工作带给自己的收获成长或教训。

2. 小组内分享自己的答案。

| 5 | 4 | 3 |
|---|---|---|
| 6 | 主题 | 2 |
| 7 | 8 | 1 |

（三）工作选择性问题

通过前面的练习，请重新回答下面的 3 个问题，找到交叉最多的职业是什么？然后小组分享。

你喜欢的（3 个答案）。

你擅长的（3 个答案）。

你愿意坚持的（3 个答案）。

请找出交叉最多的职业，也许那就是你应该思考的事业。

## 二、工作思维

### （一）限制性工作思维

我无法忍受这个工作。

我挣的钱不够多。

我无法在工作中与人相处。

### （二）开放性工作思维

我无法改变我的老板，或者我的工作岗位。

我可以改变的是我对工作的看法和对工作的态度。

我相信，通过改变我自己的看法和做法，

可以为自己的成功加分。

无论这种成功是在这家公司还是在未来的公司，

我相信只要充满爱心和感恩之心去工作，

一切好事都会在我身上发生。

## 三、工作态度与工作习惯

工作态度与工作习惯决定了工作成功的可能性。

（1）请你列出感恩这家公司和这份工作的 10 个理由。

（2）写出你在工作中养成的 10 个良好工作习惯或职业精神。

## 第九课　成功失败

### 一、论失败

（一）练　习

小组分享：

1. 你失败过吗？如果有，在哪些事情上你觉得自己失败了？

2. 失败的原因有很多种，主要归纳起来有主观原因和客观原因两种，请你分析你失败的主观原因和客观原因有哪些。

3. 你是如何定义失败的？又是怎样看待自己的失败的？

4. 如何理解：失败是成功之母，失败也是失败之母。

（二）启　发

1. 你所做的事未能达到你的期望值（自卑的地方）。

2. 人有一种倾向，由于天生需要安全感，所以我们往往会害怕尝试新的事物，经验越多，社会阅历越丰富，越不敢轻易去尝试，担心失败、犯错、做出显得很愚蠢的一些事情。

3. 我们可以向孩子学习，当他们学习走路或说话的时候，一次次再尝试，努力做好。我们也需要向演员学习，排练的目的是学习，排练的时间就是用于犯错误的时间，用于学习和尝试新途径的时间。

4. 专家之所以成为专家，就在于他比常人付出了更多的用于训练的时间，在于他比别人多了更多的失败。

### 二、论成功

（一）练习：小组分享

1. 你觉得自己成功吗？在哪些事情上你觉得自己比较成功？

2. 你还期待哪些成功？（自己、家庭、社会）

3. 成功的原因也很多，你觉得要取得成功，需要具备哪些条件？

4. 你理解的成功是什么？成功对你意味着什么？

5. 如何理解：成功是成功之母，成功也是失败之母。

（二）启　发

1. 目标的实现（自信的地方）。

2. 你可以不成功，但是你需要具有成功的能力或品质。

### 三、如何理解成功与失败

1. 成功/失败主观感受性。

2. 成功与失败的相对性。

3. 成功与失败的两面性。

### 四、成功与失败的分类

（1）目标性成功/失败。

（2）导向性成功/失败。

（3）信心度成功/失败。

（4）内在性成功：每一种经历，都是一种成就。

### 五、失败之后

假设又失败了，你会如何选择？

（1）坚持。

（2）放弃。

最重要的是懂得在哪些事情上应该坚持，在哪些事情上应该放弃？在什么时间段应该坚持，什么时间段应该放弃？

如果你选择了坚持，请你改善你的方法，请你坚定自己的信心。

如果你选择了放弃，请你重新修订适合自己的目标，请你依然相信自己的能力。

### 六、得失之心

得失之心，并不是表现在方方面面，而是表现在你最在意的人和事之上。回忆一下，什么时候你的情绪最激动，那件事或类似的事，就是你的情绪爆点，而那些你最在乎的事情往往会成为你定义成功或失败的关键。

请分享：

（1）引发你情绪爆点的人或事或场合？

（2）你最在乎的人或事或物有哪些？

（3）如何平衡自己的得失之心？

## 第十课　财富价值

### 一、金钱的连接

（一）练　习

拿出钱，自己闭上眼睛和钱做一个连接。把钱递给其他人，让钱在小组内流动一圈，然后小组内分享：

1. 钱对你意味着什么？

2. 你的金钱观是什么（你对金钱持有哪些看法或态度）？它们是如何形成的？

3. 如果你有了足够多的钱，你会做什么？

（二）关于金钱信念

1. 既有现实中富裕和贫穷，也有思想上的富裕和贫穷，如果我们不接受我们"期望"富裕的思想，那么即使富裕砸到我们腿上，我们也会莫名其妙地将它踢开。

2. 凡是我们真正在意的东西，我们都会更加关注，因此不要把注意力集中在没钱和债务上，那样只会让你更加没钱和背负更多的债务。

3. 负性的连接。

"钱是丑恶的和肮脏的。钱是邪恶的。我很穷，但是我很清白。我很穷，但是我很好。有钱人都是骗子。我不想有钱，我不想盛气凌人。我永远不会找到好工作。我永远赚不到足够的钱。花钱比挣钱快。我总是负债。穷人永远不会翻身。我的父母很穷，我也会很穷。艺术家一定要在穷困中挣扎。我这种性格注定了赚不来钱。只有投机舞弊的人才会有钱。我不能收费太多。我不应得到。我没有能力挣钱。不要告诉任何人我在银行里有多少钱。永远不要借钱给别人。节省一分钱就是挣回一分钱。我憎恨别人有钱。我只有做苦工才能挣钱。"

以上即为负性的连接，需要克服。

## 二、金钱吸引力法则

### （一）"现在，我期待最好的，我接受最好的"

微笑着对别人的好意说谢谢，让全世界都知道你已经做好准备，接受降临在你身上的一切好事。

### （二）清理你的思想

1. 清理：首先清理你的房间或办公室，混乱的住所常常意味着混乱的思维，清理多余的物品或打扫你的住所，也是在清理头脑中的混乱。

2. 感恩：你的保障，不是来自你的工作、银行的存款、你的投资、你的配偶或父母，因为这些随时都可以消失，你的保障应该来源于你和"创造万物的宇宙力量"之间的联系，世界是慷慨的，有着充足的资源，真正的力量是来自宇宙的。

3. 高兴：为别人的幸运而高兴。不要因为憎恨或嫉妒别人的富裕，而耽误了你自己的富裕。不要批评别人花钱的方式。每一个人都遵循他自己的认识规律。我们只需管好自己。

4. 规律：有一条规律叫"需求与供给"定律，有了需求，才会有供给。

5. 财富意识：你的财富意识并不由钱来决定，但你拥有财富的多少由你的财富意识决定。

当你想得更多，财富就会源源不断地走进你的生活。

视觉化——海洋与充裕。想象你面前是一望无际的大海，大海中蕴藏着你需要的一切，其中也包括财富。看看你手中的工具，想要装盛海水的容器，一把汤匙？一个纸杯？一个瓶子？一个脸盆？一个水桶？还是一根管道从这个大海里往你家里运输海水？

看看你的周围，无论有多少人在那里，也无论他们拿着什么样的容器，海水都是充足的。你无须掠夺别人的，别人也无须掠夺你的。你不可能把大海里的水抽干。

张开你的臂膀向两边伸开双臂，说："我敞开自己，接受财富和幸运。"

6. 试着从财富中获取更多乐趣，而不仅是想着怎么增加财富。

你允许自己享受金钱带来的快乐吗？如果不允许，为什么？

如果你不需要金钱，你会做什么？你会拥有什么？

薪水或收入只是一个河道，它不是你的水源，你的水源只有一个，那就是你和世界。

河道有成千上万条，我们必须对它们敞开自己。水可以从任何渠道流向你，这一点我们必须搞清楚。

7. 要认识到财富如流水。

要认识到财富俯拾皆是，学会愉快地接受它。我们并不想要别人的东西，我们想要我们自己的，尽管我们现在还什么都没有。我们只是在财富经过我们身边时使用它们，直到它们流向别人为止。生活之水有着自身的流动规律。万物运转，来到我们身边又离我们而去，而某些东西离开我们身边，是为了给更新更好的东西腾出空间。

8. 正确对待新的一天。

每天早上，为苏醒而高兴，为新的一天到来而高兴。我们为生命、健康、朋友、创造力而高兴。作为幸福生活的生动代表，我们为自己而高兴！过你能过的最好的生活。

### 三、金钱与幸福

在我广阔的人生中，
一切都是完美、完整和完全的。
我拥有创造自己的力量。
我完全开放地接受世界赋予我的充足的财富。
所有我需要和期望的，
我还没有提出要求就已经被我获得。

我被指引着，保护着，我选择对我最好的。

我为他人的成功而高兴。

我经常丰富我的思想，

这使我的收入也随之增加，

我的收入可能来自任何渠道。

我的世界里一切都好。

## 第十一课　倾听身体

### 一、呼吸训练

1. 调整到最舒服的姿势。

2. 闭上眼睛深呼吸。

（1）吸气，吸入丹田；再来一次，让你的意识完完全全回到你的内在，专注呼吸。再来一次，深深呼吸，同时保持呼吸，觉察你头脑里的念头和当下的感觉，允许头脑中出现各种各样的念头。

（2）请继续保持呼吸，像云彩一样，让它该来就来，该走就走，自自然然。呼吸，让我们的意识从外在世界完完全全回到内在世界，觉察。

（3）此刻觉察你心里那份感觉，你的感觉是什么？

（4）呼吸是很喜悦的，你的所有感受现在是什么？

（5）接下来，感受你的身体，从头到脚扫描，感受身体踏踏实实地坐在地板上，沉淀，从头部、颈部、肩部，直至往下到腰、大腿、小腿、脚趾。

（6）深呼吸，感受到身体某一部分有些僵紧，搓一搓双手，用力搓双手，用十指像梳子一样梳理自己的头发，从前到后，给一点点力量。摸摸你的头部，再搓一搓双手，轻轻地抚摸你的面部，尤其是两颊，尽可能地放松面部肌肉和表情。

（7）再来搓一搓双手，轻轻抚摸你的颈椎，慢慢往下一直到腰椎。哪个地方有一些疼痛，着重给那个部位一些支持，深呼吸。

（8）最后一次，搓一搓双手，在这个过程中，打哈欠、流眼泪都是正常的，去抚摸你的双腿。

（9）深呼吸，每天敲一敲，摸一摸，带着觉察，让能量流动。在原地做一个身体最喜欢的舒展方式，像婴儿一样自然舒展，发出你本来的声音。

3. 体验当下的感受。

（1）请让你所有的专注力回到当下，还是深呼吸，闭上眼睛。我们每天的生活都是从内在到外在，从外在到内在，随时有能力回到自己和内在的连接，安住当下。呼吸，再次去体验当下的感受。请继续保持深呼吸，无论你听到什么，请保持呼吸。

（2）可以睁开眼睛了，呼吸，让你的专注全然回到这个场域中。无论你看到什么，听到什么，请保持呼吸，通过觉察脑、身、心的部分，整理内在。很自然，随心所欲，和谐于心，体验每个当下和自己内在深深的连接。

（3）生命是一种能量，能量是流动的，是自由的。脑、身、心的整合，当我们有能力跟自己共处，才有能力跨入关系。顺其自然，过去的已经过去，未来不可知，唯有当下最有力量。

（4）所谓当下，就是觉察脑、身、心，觉察"我在哪里"。觉察自己想法、自己的感受、自己的身体的状态，这就是很真实的自己。全力以赴，活在当下的力量。

4. 眼睛闭起来，回到自己的内在。

请再次把眼睛闭起来，回到自己的内在。每天的生活里，当注意力的焦点在外在各种事项的时候，我们有些时候感到焦虑，是因为没有能力回到内在。现在，我们通过呼吸回来了，眼睛闭起来，然后三次深呼吸，觉察当下的感受，觉察此刻头脑里的念头、心里的感受和身体的状态，与自己连接。

当说到身体的状态，请觉察到你的左腿，开始呼吸，让它放松下来。接受头脑里的各种念头，允许自己此刻大脑是空的，甚至是乱的。我们要允许自己活在这个当下，呼吸，感受自己的心。

## 二、森林散步

1. 散步。

幻想这个房间是一个静谧的森林，在这个房间里面自由地散步，你见到人就像见到了森林里面的树。

不要和他人说话，也不要看他人，不和别人有任何身体的接触。深深地吸一口气，呼吸，回到你的内在，留意你头脑里的想法、心里的感受。呼吸每天都在做，这种呼吸叫无意识呼吸；我们现在做的这个呼吸叫有意识呼吸。有意识呼吸的目的，在于让我们的意识和注意力回到自己的身上，回到内在。

保持呼吸，我们每个人有两个世界，一个世界是我们的内在世界，一个是我们身体外的外在世界。呼吸让我们有能力回到我们自己身上，回到我们的内在世界。当意识回到身体以后，你会发现你的头脑里会有不停歇的各种各样的想法和念头，伴随着这些想法和念头，还有很多情绪和感觉。

呼吸，你的内在有一个天空，一个是思想和念头，一个是伴随着思想和念头的情绪和感觉，这样的思绪就像天空当中的云，你看着它来，看着它走……

2. 内观。

继续散步，当你看到另外一个人的时候，用眼神跟他打个招呼。不说话，身体不接触，呼吸，彼此眼神交流。同时察觉自己此时此刻的内在、你内在的那个念头、那份情绪，保持呼吸。就近找一个人，两两坐下，不说话，一个是 A，一个是 B，你看着我，我看着你，呼吸。

A 内观，把你的察觉到的告诉 B，你的念头、你的想法、你的情绪、你的感觉，B 不做回应。A 再次呼吸。然后轮到 B 内观，报告，呼吸。

3. 需求。

假如你内观到自己有一个需求，比如说，我想跟谁握手、跟谁打招呼、跟谁拥抱等，请你现在开始行动，去满足自己的这个需求。但是你会有担心和顾虑，因为涉及别人的感受，有时候我们会说不应该有这个需求，把自己的需要压在那里了，压的时间长了会怎么样？会突然跑出来，什么都不管。很多人长时间压抑自己很多需要，最后发掘自己的人生都不知道需要啥了，然后，自己很郁闷、彷徨。当然，还有一些人自己有需求，会想办法满足自己的需求。

在满足自己需要的过程中，首先会去看到、察觉到自己的需求；其次，不要去评判自己的需求的对错，因为这个需求对自己来讲就是一个存在，存在没有对错；最后，怎样才能满足自己的需求。

① 在法律允许的范围内；② 在道德允许的范围内；③ 带着一份尊重，征求别人的同意，自己首先发出一份邀请。

站起来，继续走动，不说话，呼吸、觉察自己的需要，带着一份尊重、一份邀请，去满足自己那份需要，同时觉察自己的念头、想法和感受。带着这份觉察，你可以和别人握手、拥抱、眼神交流、非语言地打个招呼等，把觉察力放在自己的身上。

**课堂要点：**

第一步，在室内自由走动，过程带着深呼吸，体验和自己在一起的感觉。漫步于这个场域中，不与任何人打招呼。

第二步，在房间里自然走动，用眼神跟别人打招呼，不说话，肢体不做任何接触。只需要去感受这个过程，保持觉察与呼吸。

第三步，继续走动，用肢体与别人打招呼，可以是握手、拥抱等，前提是需要征得对方的同意。

**注意：**

在做这个环节体验过程中，保持深呼吸，觉察自己在每一个步骤进行中的内心感受。每一个环节深刻体会，留意内在觉察，并分享给就近的伙伴，在关系中成长。

# 第二单元　心理咨询——咨访关系工作坊

## 一、两条腿走路

1. 助人自助的两条腿走路。

咨询是助人自助的过程：助人，是指心理咨询师将心理咨询的知识、技术、方法运用在来访者身上帮助来访者走出心理困扰或解决心理问题的过程；自助，是指心理咨询师将心理咨询的知识、技术、方法运用在自己身上，帮助自己走出自身心理困惑或解决自身心理问题的过程。前者是职业身份，对于一名心理咨询师是最基本的要求；后者是成长的过程，心理咨询师如果不能把心理咨询技术运用在自己身上帮助自己人格成长，那么心理咨询之路也必将受限于此。

通俗地讲就是要两条腿走路，一条腿就是心理知识、技术、方法的学习，一条腿就是咨询师的内在自我成长。两者相辅相成，相互影响相互促进。技术的学习犹如水，自我成长犹如杯，只有杯的容量变大了，才能装下更多的水。

2. 理论实践相结合的两条腿走路。

在传统的心理咨询师中，往往有学院派和技术派之分：学院派往往以大学心理学教授为代表（也包括大学学心理学科班出身），着重于心理学理论的研究和探讨；技术派（社会派）以社会转行过来的咨询师为代表，他们更倾向于运用某种技术和方法解决某类具体问题。在理性上，我们都知道，基本理论和心理流派为根，技术方法为叶，只有根深才能叶茂，只有叶茂才能根更深。两者依然是相互促进、相互影响的关系。

学院派的咨询师需要多着重解决实际问题，从实践中去吸取改良理论的养分；技术派的心理咨询师需要重新补一些心理学的基础知识和原理，这样才能夯实基础走得更远。

## 二、整合+匹配

1. 整合式心理咨询。

一个人终其一生，都会受身、心、环境三个维度的影响，心理问题也是由这三个维度的综合因素相互作用而呈现，故而在心理咨询的过程分析中，也应该从这三个维度综合分析原因。因此，也必然是从三个维度去寻找解决办法。所以，心理咨询最核心的第一个理念是整合。

2. 匹配。

所谓"同病异治、异病同治"就是让我们知道，需要认真找到问题的根源。在心理咨询中，就是找到核心问题的核心原因，根据核心原因找到治疗的核心技术。同样，不同的问题需要采用不同的方法，不同的人需要采用不同的方法，即使同一个人在不同的阶段也需要采用不同的方法。究竟采用什么样的方法去帮助来访者，不在于一个好字或最好，而在于最佳的匹配，适合的才是最好的。

如何才是最佳的匹配呢？主要有两个方面：一是咨询师与来访者人格的匹配，包括世界观和价值观的匹配；二是来访者的问题包括问题所处的阶段与心理咨询师所采用的技术的匹配。

在本单元，笔者将从心理咨询的基本理念、咨询方法、咨询步骤、咨询流派、咨询技术、咨询效果评估、咨询督导等方面，全方位、多角度解析心理咨询的原理、过程、技术、方法，帮助心理咨询师对咨询做到真正的心里有数。

学习加实践，带着正知正见和自我觉知不断践行，通过兼修内外功，从而真正做到修己安人，助人自助。

## 第一课　心理咨询理念篇

"心灵之家"有十五个心理咨询观念。

（一）精神分析咨询理念观

1. 理心观。

心理学即学理心，学习运用心理学的知识和技术帮助自己梳理自己内心的困惑从而不纠结，同时帮助他人梳理他人内心的困惑从而不纠结的状态。

（1）从对抗我（自我对抗：本我与超我的对抗）到平衡我（自我平

衡：本我与超我的协调）的过程。

（2）从自卑我（舍不得、又不敢）到自信我（接纳、改变）的过程，结束情绪我、认知我、行动我三者相互对抗的过程。

（3）从理想我（对现实的自己不满意，活在过去或将来）到现实我（立足现实并从现实出发超越现实）的过程。

2. 心理动力学观。

通过采用支持或揭露的方法，使来访者在自我、人际关系、适应、认知、工作和娱乐五个方面再发展的过程。

（二）行为主义咨询理念观

1. 学习迁移观。

心理咨询是心理体验学习并迁移的过程。一是指心理咨询师在咨询室比较抽象的实验条件下，咨询师运用心理学的专业知识技术帮助来访者学习新的思维方式、情绪管控方式、行为交往方式，从而形成比较成熟的自动化的应对环境的心智模式，并迁移到实际生活中去运用的过程。二是指咨询师通过学习心理学知识方法技术，在帮助他人的基础上，掌握了一定的心理经验，并逐步运用在自己身上，帮助自己调节自己的内在关系和生活关系的过程（夫妻关系、亲子关系、家庭关系、工作关系、友情关系等）。

2. 方法观。

授人以鱼不如授人以渔，短期目标与长远目标的结合，帮助来访者学会应对问题的方法和技能（心理技能）。

（三）认知主义咨询理念观

1. 思维观。

来访者往往困局于一元化思维或者二元和思维，认为除了这个办法就没有其他的办法，看问题只有非此即彼、非黑即白的两种状态或思维模式。帮助来访者看到问题解决的多个思路或多个答案，具备多元化思维。

2. 情绪观。

控制情绪，而不是让情绪控制自己。

3. 认知观。

心理咨询作用的是人心，而不是具体的问题事件；困惑的不是问题本身而是对问题的感受：即问题本身不是问题，如何看待问题才是问题。

## （四）人本主义咨询理念观

### 1. 镜子观。

咨询师和来访者互为镜子，映射出彼此，助推彼此成长。来访者一开始就是凹透镜或凸透镜，咨询师要尽量做一面平面镜，同时也要不断引导来访者做一面平面镜。

### 2. 导演观。

咨询师不要跳到前台去做主角，要让来访者在他的舞台上演绎他自己的人生。咨询师一方面要静下心来做观众，带着一颗好奇心、陪伴心去欣赏来访者的演出；另外一方面咨询师又要做导演，引导来访者在他原来舞蹈的基础上，演绎出更具有生命力的人生。

### 3. 能量观。

来访者的生命能量往往处于一个非常低的状态，咨询师应该像盐或打火机，引导或激发来访者活出他自己的生命状态和人生意义，帮助来访者过更加自由、自信、自然的人生。

### 4. 责任观。

来访者往往陷入"我不得不"的怪圈，认为很多情况都是身不由己和无法办到，其核心本质是来访者缺乏勇气、缺乏动力、缺乏自信。来访者常常同时也会放弃自己的责任，觉得无法担当和承受。让来访者看到他自己懦弱和不敢担当的一面，承认这一点，同时又要去寻找具有勇气、动力和自信的自己，从"我不得不、我不行、我不能"变成"我可以、我愿意、我选择、我承担"，让来访者在内心拥有主动选择、自由、责任，来访者就能很快走出自我心灵的束缚。

### 5. 成长观。

人格成长和问题解决同样重要，两条腿走路，人格成长是内力，问题解决是招式。人格成长可以支撑问题解决，问题解决可以促进人格成长。

（五）结构系统心理咨询观

1. 关系观。

关系是咨询的核心，包括自我关系（自卑我与自信我、本我与超我、现实我与理想我）、他人关系，从关系系统的角度去做咨询和成长自己，自我关系与他人关系是相辅相成。关系的桥梁是沟通，开放式的沟通有利于关系的建立，开放式的沟通指看见与被看见。看见对方的情绪、看见对方的想法、看见对方的期待、看见对方行为背后的动机和意义。主动和合理地表达自己的情绪、想法、期待、动机和意义，让对方看见。

2. 平衡观。

帮助来访者建立内在平衡和关系平衡的过程。平衡是指动态的平衡、相对的平衡，在一定范围内的身心环境（人际环境）的平衡。

（六）心灵之家整合式心理咨询观

1. 整合观。

每一个心理问题都是由身、心、环境三个维度相互综合作用的结果，故而心理咨询的方法也应该从这三个维度出发。三者不是孰优孰劣的关系，而是不同的问题采用不同的方法，不同的来访者采用不同的方法，同一个来访者在不同的阶段采用不同的方法，即同病异治或异病同治，选择最匹配来访者的一种技术或多种技术的联合使用。

## 一、心灵之家心理咨询三步法

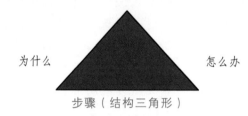

步骤（结构三角形）

### （一）第一步：澄清问题（是什么——情绪疏导）

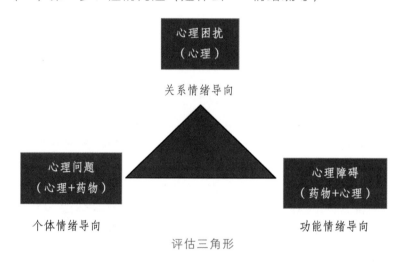

评估三角形

1. 内在初步诊断。

可使用排除法确定是心理障碍心理问题还是心理困扰。

（1）心理障碍。

精神分裂症、人格障碍：认知、情绪、行为模式异常，控制不住；共感性缺失。

偏执型、分裂型、反社会型、冲动型、癔症型（表演型、寻求注意型）、强迫型、焦虑回避型、依赖型、未特定人格障碍。

性心理障碍：性欲倒错、性行为异常。

（2）心理问题。

神经症：起病受心理社会（环境）因素影响的心理障碍。

抑郁症、强迫症、焦虑症、神经衰弱、恐怖症、疑病症、躯体化症状；共感性夸大。

（3）心理困扰。

① 发展性问题：儿童期心理问题、青少年心理问题、中老年心理问题。

② 压力创伤性问题:特殊生理时期（怀孕、生产、青春期、更年期、上环结扎等）、特殊事件时期（失恋、恋爱、新婚、离婚、亲人去世、疾病、失业、逆境中、退休、坐牢等）。

2. 心理状态。

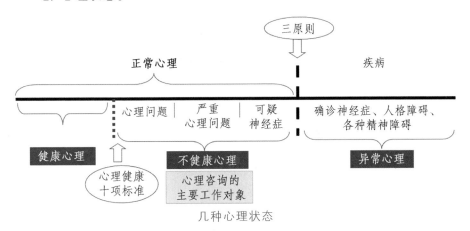

几种心理状态

3. 心理诊断与评估。

可采用定量分析与定性分析相结合的方法进行心理诊断与评估。

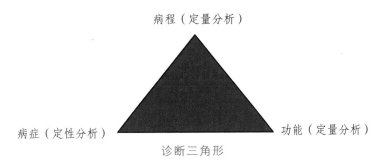

诊断三角形

评估标准表

| 评分 | | 1分 | 2分 | 3分 |
|---|---|---|---|---|
| 项目 | 病程 | <3个月 | 3~12个月 | >1年 |
| | 精神痛苦 | 自己主动设法摆脱 | 靠别人帮助或改变处境 | 完全无法摆脱 |
| | 社会功能 | 轻微受损 | 中度受损 | 严重受损 |

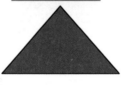

情绪改变
（近期目标）

关系改变
（远期目标）

认知行为改变
（中期目标）

目标三角形（新自我—新关系）

## （二）第二步：分析问题

**身**
1. 遗传素质（体型、神经类型、身体易感性等）
2. 大脑结构与功能
3. 身体疾病
4. 物质影响（药物、烟、酒、咖啡、毒品等）

**心**
1. 心理易感性
2. 意识结构：认知、情绪、行为、语言、记忆、感知觉、心像、关系等
3. 隐性结构：动机/需求、期待/希望、责任/能力、安全感/挫败感

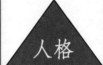

人格

**环境**
（物理环境：经济条件、生活环境、工作环境等；心理环境：人际关系、社会支持系统等）
1. 现在生活环境：工作和娱乐、压力、适应性、人际关系等
2. 原生家庭环境：父母教育方式、家庭氛围、学生时代、个人成长经历等

原因三角形

## （三）第三步：解决问题（怎么办——方法指导）

**身**
1. 合理膳食
2. 体育锻炼
3. 身体健康

**心**
1. 精神分析：催眠、意象对话、沙盘、塔罗、绘画、叙事疗法等（以探索潜意识与意识的关系为主）
2. 行为治疗：系统脱敏、行为矫治（以纠正不合理的行为模式为主）
3. 人本主义：倾听、共情、需求、自我实现。
4. 认知疗法：合理情绪疗法、认知疗法、NLP 技术等（以改变不合理的信念为主）
5. 表达艺术性治疗：舞动、音乐、绘画、情景剧、陶艺、园艺等

**环境**
1. 改善物理环境
2. 改善人际环境
（关系治疗、团体治疗、系统治疗等）

方法三角形

**情绪改变（近期）**
人本主义-倾听、共情(新情绪)

**技术三角形**

**认知行为改变（中期）**
精神分析/认知行为疗法-分析、呈现、行动（新认知行为）

**关系改变（远期）**
个体咨询+团体咨询（新关系）

技术三角形

**优势**

**问题**

**需求**

优势三角形

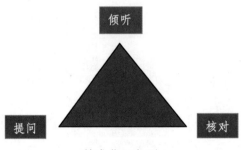

技术化三角形

## 二、心理咨询师的自我成长

（一）新手咨询师应避免的两种状态

1. 妄自菲薄。
2. 妄自尊大。

（二）咨询师的两种自我界限认知

1. 药物治疗与心理咨询的界限认知。
2. 能力范围与非能力范围的界限认知。

（三）咨询师需具备的条件

1. 咨询师的人格特质。
（1）为人不自私自利；要有助人精神、有爱心、公益心。
（2）做事缺乏责任心、急躁；具有责任心、耐心。
（3）看问题不极端、不片面；能尽量做到客观、中立。
（4）性格不极端；情绪比较稳定。
（5）缺乏同情心和共情能力；具有一定沟通能力和换位思考能力。
（6）具有一定的人格魅力。
2. 咨询师的专业基础。
（1）具有国家全日制或国考心理学知识和基础实践；
（2）具有一定心理学提升培训经历；
（3）具有一定的心理咨询经验；

（4）具有一定的心理学授课经验；

（5）具有心理危机个案的干预经验；

（6）具有综合运用各种技术和方法、灵活处置各种心理问题的能力。

（四）咨询师的自我成长

1．2 条腿。

（1）咨询师的内在自我成长。

（2）心理咨询技术方法的学习。

2．3 步骤。

（1）学心理学。

（2）用心理学。

（3）活心理学。

3．4 阶段。

（1）知识咨询阶段。

（2）技术咨询阶段。

（3）经验咨询阶段。

（4）人格咨询阶段。

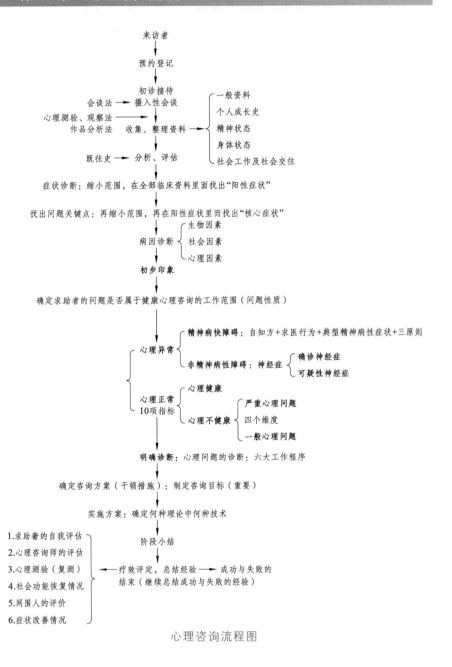

心理咨询流程图

## 一、心灵之家整合式心理咨询结构化技术

1. 确认来访者诉求：咨询师倾听，判断是否属于心理学性质，是否超过心理咨询师能力范围（定性、定能），来访者的核心诉求是什么。

2. 确认心理咨询目标：咨询师和来访者协商心理咨询的近期目标、中期目标、长期目标（此属于心理学性质、可操作、可执行、可量化、可评估，属于来访者的核心问题），确认咨询的核心目标是什么。

3. 分析核心问题的核心原因：咨询师协助来访者从身、心、环境三个维度去探索来访者问题出现的核心原因，并确认核心原因是什么。

4. 针对核心原因寻找匹配技术：针对来访者的核心原因寻找最适合来访者的匹配技术，如来访者问题的核心原因是原生家庭关系造成的，理论上采用家庭治疗是最适合的技术；如果咨询师不擅长家庭治疗，是一名沙盘心理咨询师，在沙盘咨询的过程中围绕来访者的核心原因，做家庭沙盘也是最匹配来访者的核心技术。即针对核心原因，有理论上的最佳匹配技术和咨询师擅长的最佳匹配技术。

5. 心理咨询效果的评估：咨询结束前，可以从来访者的主观感受、心理咨询师的观察、客观量表评估、来访者周边人士的反馈四个维度评估心理咨询的效果，一般以前两者为主。

## 二、实操练习

（1）两个人一组，一人扮演心理咨询师，一人扮演来访者；扮演心理咨询师的人采用上述结构化的技术逐步展开咨询，扮演来访者的人尽可能用自己真实的困扰进行演练。

（2）练习结束后，交换角色。

（3）学员练习分享，老师点评。

## 一、心理咨询技术篇

### （一）如何做好心理咨询前的准备工作

1. 心理咨询中助人工作的性质。

（1）助人是一种专业。心理咨询之所以会产生效果，是因为来访者在这个历程中改变了看自己、看别人、看事物的观念，对自己的问题和原有的情绪、行为模式产生了领悟，有机会修正自己不健康的情绪经验。

（2）助人是一种关系。心理咨询的时候，咨询师通常会和来访者一起讨论治疗计划，制定可行的治疗目标，有效利用谈话时间，并且竭尽所能替来访者就谈话内容保密。

（3）助人是一种历程。促使来访者迈向征程的目标，解决问题增进应对危机的能力。

2. 心理咨询中的助人工作需要做的准备。

（1）心理准备。

对人关怀、有兴趣；

身心成熟；

具有自我觉察能力；

弹性的态度；

敏锐的观察力；

真诚的态度；

沟通能力；

丰富的知识。

**注意：**

① 咨询师要处理好自身的焦虑问题，坦然面对并接受自己的焦虑，最直接的方法是与自己交流，对焦虑的事情一一澄清，进行自我激励。还可以与自己的督导或同行进行交流和讨论，获得意见与支持；避免追

求完美，坦然面对自己所受的限制，咨询教育者必须鼓励坦白开放地讨论犯错，并把犯错当作个人成长与提升专业能力的机会。

② 咨询师要接受咨询效果的滞后性和缓慢性，允许自己去感受怀疑，做自己的主人，避免过分卷入，从而容易忽略自己的重要性，或过分执着于专业角色而隐藏自己，或为了与来访者产生共鸣而过分袒露自己。

（2）物质准备。

一个良好的咨询场所至少应具备以下条件：

① 专业的形象；

② 保密的功能；

③ 适当宽敞、安静的空间；

④ 舒适的座椅；

⑤ 充足的设备。

3. 实操练习。

两个人一组，相互分享。

（1）把自己的烦恼写下来，体验求助者的感受。例如："我觉得自己什么都做不好，尤其是与别人比较起来，更是一无是处……""我有时觉得自己很厉害，有时又很自卑，患得患失。"

（2）分享选择心理咨询这项工作自己想满足的心理需求，尽可能写下来。

（二）如何开始心理咨询

1. "雾里看花"——初次会谈遇到的困难。

两人会相互评估对方，来访者害怕隐私泄漏，有很高的期待，咨询师害怕显露无能的一面，容易焦虑。

2. "拨云见雾"——处理初次会谈中的焦虑。

（1）处理自己的焦虑：首先适度调整座位的安排，熟悉咨询室的布置，其次没必要给自己的头脑上太多的枷锁。

（2）处理来访者的焦虑：咨询室要制造一种情景、气氛，不会因为来访者的过多焦虑使之心力交瘁。

3. "以小见大"——初次会谈中的细节。

（1）如何穿着打扮；

（2）如何接待来访者；

（3）如何介绍自己和称呼来访者；

（4）如何建立基本架构：了解来访者心理咨询的经验，说明咨询的时间与次数，说明保密原则和限制以及来访者的职责。

4. "云开雾散"——明确初次会谈的目标。

（1）建立咨询关系。

① 提供适于会谈的情绪、气氛；

② 确立会谈的目标；

③ 澄清对咨询的误解；

④ 处理不适当的动机；

⑤ 处理来访者的抗拒，使他准备好接受咨询。

（2）从来访者身上收集相关资料。

（3）形成暂时性的临床诊断。

（4）评估假设性的动力。

（5）形成假设性问题原因。

（6）评估来访者目前已拥有和可能有的优缺点及资源：评估来访者生活中成功与失败的地方；决定来访者求助动机；探讨来访者顿悟的层次；形成暂时性的预设。

（7）做咨询安排。

① 选择暂时性的最佳目标；

② 选择暂时性的咨询方法；

③ 决定接受来访者，或转介给另一个咨询师；

④ 安排适当的咨询时间。

（8）安排必要的咨询和心理测验的实施。

结束前预留 10 分钟，可以简明扼要说明咨询师对来访者问题的了解和诊断，并回答可能的疑问，或者针对来访者的问题与诊断，提供适当的建议，包括转介等。

5. 实操练习。

两个人一组，来访者第一次会谈时，假设并没有主诉特别的问题，只是觉得社区有这资源，就来试试看，但是谈话内容不固定，主题跳来跳去，我们要如何看待这样的来访者？

（三）如何结束心理咨询

1. 何时结束咨询关系？

可参考以下指标：

（1）来访者的症状是否减轻；

（2）与家人的关系是否改善；

（3）工作或学习效率是否提高；

（4）是否更能够处理失落和挫折；

（5）咨询关系是否有显著的改善。

还可结合来访者之前的预期，包括得到的改变、咨询花费的时间、需付出的努力与费用（商业咨询时）。

2. 如何结束心理咨询？

（1）告诉来访者结束咨询是一件自然的事情。

（2）告诉来访者不需要等到症状完全消失或确知咨询已完成才可以结束心理咨询。

（3）告诉来访者如果有需要，可以先安排一段"尝试结束咨询的时间"。

（4）告诉来访者在结束之后，如果有需要可以安排一次或几次会谈，来评估结束是否适当。

（5）告诉来访者如果在决定结束会谈之后，认为结束咨询的决定是不成熟的，那么仍然可以在任何时候回来继续心理咨询。

（6）有些来访者会希望用渐进方式达到最后结束咨询的目的，即咨询师可以将会谈的频率逐渐降低，从每周一次拉长到每月一次后再结案，这也是可以考虑的结束方式之一。

3. 处理心理咨询结束问题的意义。

（1）处理好结案可避免来访者重复过去的失落。尽可能安排会谈时间，专门处理有关失落与分别的经验。

（2）处理好与咨询师的分别有助于来访者咨询效果的提升；有助于处理人生中不断要发生的生离死别，增强自我改变的责任感。

4. 结束心理咨询师是危机也是转机。

（1）结案需要适当且较长的时间来处理，应以一种双方可以接受的速度，而不是戛然而止。

（2）当双方决定了结案的日期，就不宜再改变。

（3）协助来访者处理与咨询师的分别是重要的咨询主题。

（4）帮助来访者顺利结束，是咨询成功的最后检验。

（5）可检验咨询关系是否有显著的改善。

5. 实操练习。

作为咨询新手，你是否忽略了结案的过程？我们还可以通过哪些方法来处理来访者的离别情绪？除了来访者，咨询师对结案的情绪是否也需要处理？

（四）如何撰写心理咨询记录

1. 撰写心理咨询记录的目的。

（1）作为一种备忘记录；

（2）咨询中心的规定；

（3）接受督导与自我检讨改进的需要；

（4）为了个案研讨之用。

2. 撰写心理咨询记录的原则。

（1）尽量结束后及时记录；

（2）内容要简明扼要；

（3）客观描述而不是主观臆测；

（4）避免将重要他人的资料写进心理咨询记录；

（5）适当注明资料来源。

3. 心理咨询记录的表格设计。

心理咨询记录中一般包含下列信息：

（1）来访者人口学信息：包括姓名、性别、年龄、工作单位、籍贯、婚姻、家庭结构，有无家族疾病史等；

（2）来访者健康状况：总体健康状况、饮食和睡眠情况，有无重大躯体疾病史；

（3）来访者教育和工作背景，对于学生还要记录学业情况；

（4）来访者成长经历：出生时的状况（是否足月顺产等），成长经历中的重要往事和大致生活历程；

（5）来访者社会适应功能：学习生活总体适应情况、人际关系情况等；

（6）来访者求助主诉；

（7）来访者陈述；

（8）咨询师观察；

（9）其他人提供的信息；

（10）诊断和评估（包括心理测验的情况）；

（11）咨询目标的制定；

（12）咨询过程；

（13）结束咨询（含目标达成状况的评估）；

（14）其他需要记录的情况。

社区的咨询记录可参照以上格式进行，当然也可根据实际需要自行设计。

## 二、心理咨询一般技术的应用与辨析

（一）场面构成技术

1. 场面构成技术的内涵。

（1）说明心理咨询的性质；

（2）说明心理咨询的保密原则；

（3）说明咨询师的角色和限制：角色与责任、关系的限制；

（4）说明来访者的角色与责任：时间责任、行为责任、过程的责任。

2. 场面构成技术的功能。

（1）场面构成技术使来访者对咨询的架构、方向以及咨询关系的性质、咨询过程有一个初步了解，为咨询的进行建立良好的心理环境和规范保证。

（2）明确来访者的责任，减少咨询关系中的暧昧性，协助来访者积极调动自己的内部资源。

3. 场面构成技术训练辨析。

（1）不要过度使用结构化技巧，也不宜着急做完，以免破坏会谈气氛和咨询关系。

（2）使用结构化技巧不要僵硬死板，不能忽略来访者的感受，否则会使来访者产生一种被拒绝、被忽略的感觉而导致焦虑和抗拒。

（3）使用结构化技术要避免一些空虚的劝慰。

4. 实操练习。

（1）用场面构成技术回应下列来访者的叙述。

来访者：我对咨询不是很清楚，似乎不是我们两人坐在这里谈那么简单，不知道我的看法对不对。还有，我想知道，你到底能帮我什么，应该不只是给我建议吧，这些我已经听够了。

（2）三人一组，以初次见面为情景，练习使用场面构成技术。

其中一个人扮演咨询师，一个人扮演来访者，第三个人扮演观察员。然后交换角色，并谈谈各自的感受。

（二）倾听技术

1. 倾听技术的内涵。

第一层面是咨询师身体的专注与倾听。

（1）R（relaxation），放松。

（2）O（openness），开放，无条件地包容与接纳。

（3）L（leaning），身体前倾。

（4）E（eye contact），眼神接触，传达来访者的尊重与重视。

（5）S（squarely），面对来访者。

另一层面是指咨询师心理的专注与倾听。

（1）观察与解读来访者的专注与倾听。

（2）倾听与了解来访者的言语，从来访者叙述中了解事情的经过。

（3）倾听与了解来访者的环境背景，了解来访者问题发生的背景脉络及所谈到的重要人物。

（4）适当简短地回应。

2. 倾听技术的功能。

（1）建立良好的咨访关系，向来访者传达自己真切的关注和尊重。

（2）鼓励来访者开放自己，坦诚表白，讲自己的故事。

（3）专心聆听与观察来访者言语与非言语行为，深入其内心世界。

3. 倾听技术训练辨析。

（1）不能急于贴标签，下结论。

（2）不能流露对来访者问题的轻视。

（3）不能急于教育或做道德评价。

4. 实操练习。

（1）自我训练：培养倾听的心。

A 在开始练习之前，准备三件可以吃的小东西，如葡萄干或巧克力之类。舒适地坐下来，轻轻地闭上眼睛，注意力集中在牙齿上。如果出现遐想就让思绪飞翔。开始慢慢地拿起一颗葡萄干放入嘴中，慢慢地咀嚼，观察你的胳膊抬起、将葡萄干放入嘴中的过程……想你的手是怎样拿葡萄干的……注意它在你嘴里的感觉……当你咀嚼时，尽可能慢地感受它的滋味。注意体验当你慢慢咽下时，你的舌头和喉部的感觉。

重复以上过程，然后注意你在吃葡萄干的过程中意识到了什么，你经常意识到什么。

B 安静舒适地躺下。从你的脚尖开始，然后慢慢地将注意力向上移动到你的头顶，进行全身扫描。集中注意力在你感到紧张和疼痛的部位，把手放在上面，让它停留几分钟，深呼吸。随着你的呼吸和意识，注意你身体这些部位发生的变化。你不要试图去改变任何东西，仅仅意识到这个部位，并接受它。就这样停留一会儿，看这个部位发生了什么变化。

（2）现场训练。

A 体验不专注的感受：两人一组交谈，一人主动谈话，一人表现出不专注的状态，持续 3 分钟。

B 体验专注的感受：两人一组交谈，一人主动谈话，一人表现出专注的状态，持续 3 分钟。

C 非言语行为的观察练习：三人一组，一人主动谈话，一人听，一人当观察员，持续 3 分钟。观察员描述观察结果（不加解释）。

（三）简述语意技术

1. 简述语意技术的内涵。

指咨询师把来访者的主要言谈、思想加以综合整理，再反馈给来访者。

2. 简述语意技术的功能。

（1）检查咨询师对来访者问题的理解程度。

（2）来访者有机会解释自己的思想，重新探索自己的问题，深化谈话内容。

第一次对来访者前面的大量谈话内容的总结，使来访者对自己问题的实质进行思考；

第二次说明使双方对问题实质的认识得到深化，并进一步确定下面谈话的方向。

3. 简述语意技术训练辨析。

（1）能够抓住来访者言语或思想的实质进行简述。

（2）避免加入咨询师自己的意思。

（3）不要在咨询过程中长时间地只用简述语意技术，那样会使来访者觉得咨询师是鹦鹉学舌，会谈原地打转，没有进展。

（四）情感反应技术

1. 情感反应技术的要点。

（1）从来访者已表达的言语或非言语的沟通出发，明确指出他的感受和情感。

（2）咨询师指明来访者的感情时可以说："看来你好像觉得……""听起来，你的意思似乎是……"

（3）内容借着简述语意可以更明确，例如："当……时候，你好像觉得……"

（4）在会谈情境中，如果能及时指出"此时此地"的感情，使用情感反应技术效果会更好一些。

2. 情感反应技术的功能。

（1）情感反应技术的基本作用就是引导来访者理清其模糊不清的主观情绪世界，达到对自己的整体性认知。

（2）协助来访者了解自己的感受并接受这些感受。

（3）会谈中的情感反应也有稳定来访者心情的作用，让来访者感觉到咨询师对自己深切的体谅和理解，增进来访者的安全感和对咨询师的信任。

3. 情感反应技术要注意以下几点。

（1）不宜打断来访者，尤其在他/她思考时，不要贸然介入，最好在来访者谈话告一段落时使用。

（2）要尽量避免直接询问来访者感受，这可能会引起来访者的防御性反应。

（3）情感反应的深度要适当。太浅了，来访者会觉得没有被理解；太深奥了，会造成来访者的困惑与不解。

（4）反应的意义广度要恰好能让来访者正确了解自己，咨询师不宜加入主观观点。

（五）具体化技术

1. 具体化技术的内涵。

首先，要确认来访者的言语和非言语信息的内容——求助者告诉了你些什么？

其次，确认任何需要检查的含糊或混淆的信息。

再次，确定恰当的开始语，例如"你能描述……""你能澄清……"或"你是说……"等，并用疑问口气而不是陈述口气进行具体化。

最后，要通过倾听和观察来访者的反应来评估具体化的效果。

2. 具体化技术的功能。

（1）避免漫无目的的谈话，使咨询双方始终围绕主题。

（2）协助来访者进一步了解问题，产生顿悟。

（3）促使来访者进行实际有效的问题探讨、问题解决及行动计划。

3. 具体化技术的使用原则及注意事项。

（1）不宜事无巨细地询问而失去咨询的方向与重点。

（2）有时来访者语焉不详可能是一种防御，具体化可能会引起来访者的抗拒，咨询师对此要有敏感的觉察。

（3）应少问"为什么"。"为什么"用得太多也会使谈话流于理性思考而阻碍来访者的情绪表露，并且会使来访者产生被审问的感觉而使用更多的防御。

（4）与共情技术共同使用，才不会使对话像是在质问。

4. 实操练习。

两个人一组。

（1）来访者 A（一个四年级学生）：我不想做这些该死的作业。我不要学习这些数学，反正女孩子不需要知道这个。"

自问 1：她告诉我了些什么？

自问 2：有任何含糊或遗漏的信息需要我检查吗？如果有，是什么？

自问 3：我如何听到、看到或捕捉到开始进行反应的方式？

（2）来访者 B（一名中年男人）："我对于现在的身体残疾感到沮丧。我感到也不能像过去一样做事。它不仅影响到我的工作，而且影响到我的家庭。感到似乎我对他人没有任何作用了。"

自问 1：他告诉我了些什么？

自问 2：有任何含糊或遗漏的信息需要我检查吗？如果有，是什么？

自问 3：我如何听到、看到或捕捉到开始进行反应的方式？

（六）共情技术

1.初级共情，需体验下列步骤。

（1）转换角度，真正设身处地使自己"变成"来访者，用对方的眼睛和头脑去知觉、体验、思维。

（2）设身处地地倾听来访者。

（3）还要能够适时地回到自己的世界，借助知识和经验，对从来访者那里知觉到的东西做一番整理，去理解。

（4）以言语的和非言语行为做出反应，引导来访者对其感受做出进一步的思考。

（5）在反应的同时留意对方的反馈信息，必要时应直接询问对方是否感到自己被理解了。

2. 初级共情技术的功能。

（1）有助于建立良好的咨访关系。初级共情可以传达理解和关注，使来访者有被尊重的感觉。

（2）修正咨询师对来访者的共情反应是否正确，可以从来访者那里得到反馈。

（3）疏导来访者的情绪，鼓励他继续说下去。

（4）协助来访者自我表达、自我探索，理清来访者的自我概念。

3. 注意事项。

（1）共情不等于同情。

（2）共情不等于理解。

（3）避免假装理解。

（4）避免空洞的说教和虚弱的保证。

（5）避免鹦鹉学语式的模仿。

4. 高级共情技术。

（1）将来访者隐藏、未直接表达出来的意思提出来与来访者沟通，做进一步探讨。

（2）协助来访者从另一种参考架构思考自己的问题，达到某种程度的领悟，为咨询开辟另一条道路。

（七）探询技术

1. 探询技术的内涵。

咨询师要学会以提问来表达自己的不同意见，以讨论来加深来访者认识面临困难与自我之间的辩证关系，使其开阔视野，增加自信，发展自我。

2. 探询技术的功能。

（1）协助来访者澄清问题，提醒来访者自己遗漏或不想面对的部分。

（2）给咨询师提供收集资料的机会。

（3）拓展来访者对事件的不同观点和不同层面的思考。

3. 探询技术的注意事项。

（1）要对来访者提出的问题多做讨论，少做评论和暗示。

（2）咨询初期，少用封闭式探问，多用开放式探问。

（3）探问要配合共情技术使用，避免使来访者有被拷问的感觉。

（4）使用探问技术要避免仅仅满足咨询师自己的好奇而岔开主题。

（八）立即性技术

1. 关系的立即性。

（1）双方的关系中出现了不信任或紧张。

（2）来访者有依赖现象。

（3）来访者在谈话时出现不适当行为。

（4）双方吸引现象产生。

（5）谈话缺乏重点和方向感，感觉被"困"住。

2. 此时此刻的立即性。

运用立即性技术需具备三种能力：

（1）觉察能力。

（2）沟通能力：共情、自我表露、面质。

（3）自我肯定的能力。

3. 立即性技术的功能。

（1）公开表达对自己、对来访者以及两者间的关系的现时感觉，而这些感觉以前从来没有直接表达过。

（2）针对此时此刻双方关系中的某些方面展开讨论或提供反馈，包括分享咨询师自己的感受和情感，以及在互动过程中观察到的一些事情。

（3）帮助来访者进一认识自己与他人的关系，以及这种人际关系出现问题背后的原因。

4. 实操练习。

2个人一组，思考：

（1）现在正在发生哪些事情——我、来访者、过程以及双方之间的互动哪些需要我们讨论？

（2）我如何以"此时此地"的方式对这个问题进行立即性反应？

（3）我如何以描述性而非评价性的方式讲述这个情境或行为？

（4）我如何识别这个情境或行为的具体效应？

（5）我如何得知我做出的立即性反应是否对来访者有用？

（九）自我表露技术

1. 自我表露技术的使用时机。

（1）当咨询师发现自己有一些与来访者类似的经验，而且可能会对来访者所助益时。

（2）当来访者陷入停滞状态难以突破时，咨询师自我表露能带来意想不到的效果和启发。

2. 自我表露技术使用的注意事项。

（1）咨询师不要因为与来访者分享自己的经验而反成咨询的主角。

（2）咨询师自我表露的次数不宜太频繁，否则反而显得不够真诚。

（3）咨询师必须确定自我表露的内容有助于来访者，而非满足自己的需要。

（4）自我表露并非咨询的终极目标，所以咨询师的自我表露应与咨询的某些目的有所关联。

（5）咨询师自我开放的程度要随着彼此的亲密程度有所调整。

（十）面质技术

1. 面质技术的内涵。

（1）不一致。

① 言语和表情之间的矛盾。

② 所谈言语前后矛盾。

③ 言语信息和行为之间的矛盾。

（2）扭曲。

（3）挑战来访者不合理的思考框架。

① 观察来访者。

② 以来访者的个性或准备状态为基础，判断是否适合面质。

③ 决定意图。

④ 呈现面质。

2. 面质技术的功能。

（1）让来访者透过自己言语和非言语的不一致，觉察到自己尚未留意的现象。

（2）协助来访者对自己某些破坏性或不合理的行为进行公开、真诚的挑战，以推进咨询的进行、目标的确立及行动计划的设计。

（3）帮助来访者学习自我面质，进一步增加自我探索和自我成长的能力。

3. 实操练习。

下列认知学习策略有助于我们学习面质技术。

（1）在与来访者交流的过程中，我看到、听到和掌握的矛盾或混乱信息有哪些？

（2）我对这名来访者进行面质的目的是什么？此时进行面质是否有用？

（3）我怎样来总结矛盾或歪曲中的各种元素？

（4）我将怎样才能知道面质反应是否有效？

（十一）角色扮演技术

1. 角色扮演技术的程序与步骤。

（1）对角色扮演的适用性进行评估，即此情此景是否适合采用角色扮演技术，来访者是否愿意配合。

（2）对角色扮演的说明，向来访者说明角色扮演的方法和作用。

（3）扮演前做暖身活动，如描述场景或做一些小练习。

（4）进行角色扮演。

（5）演出后讨论，主要是讨论双方的感受和收获。

（6）讨论后修正再演出。

2. 角色扮演技术的功能。

（1）协助来访者澄清了解自己，宣泄情绪。

（2）促使来访者澄清对他人的感受，修正对他人的了解。

（3）协助来访者预演与学习新的行为、想法与感觉。

3. 角色扮演技术的注意事项。

（1）在扮演前，咨询师与来访者需要充分沟通，使双方对即将扮演的角色有充分的了解。

（2）最好让来访者自愿演出。为了减轻来访者在扮演时的心理压力，可由来访者决定演出中何时喊停。

（3）提醒来访者在扮演过程中注意体会自己内在的经验与感受。

（4）在扮演结束后，咨询师与来访者需就扮演过程及体验到的感受进行分享与讨论，必要时针对讨论内容做修正，然后再扮演一次。

4. 角色扮演技术的时机。

较为适宜的时机在咨询的中期和后期，此时已建立起稳定的咨访关系。

（十二）空椅子技术

1. 空椅子技术的内涵。

是指咨询师为了处理来访者个人内在或人际的冲突，使用不同椅子代表来访者个人内在或人际不同的冲突力量，并让其进行模拟对话，引导不同的力量由冲突达到协调，进而使来访者人格得到统整，与外在环境和谐相处。

2. 空椅子技术的功能。

（1）协助来访者进行内在对话，觉察自己真正的需求。

（2）协助来访者未完成事件的完成。

3. 实操练习。

两人一组，一人扮演咨询师，另一人扮演来访者。咨询师面对来访者的咨询，使用空椅子技术及前几章所学的技术，并且全程录音。然后讨论咨询师使用空椅子技术的效果。角色互换，重复以上的步骤。

可采用以下案例：

来访者，男，18 岁，高中毕业没考上理想的大学，自己想在社会上拼一把，而父母坚持要他复读，说没有知识和文凭，在社会上是无法生存的，他自己也有些犹豫。

本课是笔者从业 15 年来，最常用的 4 种技术方法的总结。虽然是传统的心理咨询技术手法，但是加上了笔者自己 15 年的从业经验，将传统的理论和技术化繁为简，进行了融会贯通，更适合在实操和实践心理咨询中使用。

# 技术一　沙盘技术

## 模块一　沙盘基础篇

### 一、沙盘是什么？

（一）沙盘游戏的基础知识

1. 沙盘游戏。

沙盘游戏是一种心理疏导手段，是使用沙、沙盘以及有关人或物的缩微模型来进行心理治疗与心理辅导的一种方法。沙盘心理咨询技术，又称沙盘游戏或箱庭游戏。沙盘游戏治疗是国际上很流行的心理治疗方法，适用于各类人群。

2. 沙盘游戏有两大基本构成要素。

沙盘游戏有两大基本构成要素沙子和沙具（人或物的缩微模型）。

3. 操作方法。

在咨询师的陪伴下，来访者从摆放各种微缩模具（玩具）的架子上，自由挑选沙具，摆放在盛有细沙的沙盘里，创造出一些场景，然后由咨询师运用精神分析的一些理论去分析来访者的作品。

4. 疗愈理论。

游戏中包含着天性的恢复和阻碍，来访者在沙盘中得到治疗与治愈的条件和机会。

5. 现场练习：沙盘投射。

（1）每个人选择一个能够代表自己的沙具放在盘子中间。

（2）小组成员保持静默，先从 A 的沙具开始，依 B、C、D 这样的顺序进行投射性解读：比如 B 说："我看到 A 的沙具，带给我的感受是……"

（3）A 不回答小组成员的投射解读，全体成员解读后，A 再简单介绍一下自己和分享自己选择沙具的意图。

**导师总结：**

正投射：选择的沙具与自己现实处境一致或接近的沙具。如现实生活中有男朋友，沙具中摆放了一个男性沙具代表男朋友。

反投射：选择的沙具与自己现实处境相反或内心苛求的沙具。如现实生活中没有男朋友，沙具中摆放了一个男性沙具代表自己想要一个男朋友。

沙盘中贯穿着正投射沙具和反投射沙具。

（二）沙盘游戏的历史

1. 沙盘游戏的创立。

创始人：沙盘游戏疗法，是一种以荣格心理学原理为基础，由瑞士心理学家多拉·卡尔夫（Dora Kalff）发展创立并命名的。

具体表现形式：在咨询师所创造的"自由和受保护的空间"中，来访者在沙盘内自由地用沙子、沙具或水创造沙盘意象（沙画）。

沙盘的作用：通过这个沙盘意象，可以把来访者内在心理外化为视觉形式，促进来访者的意识和无意识沟通与对话，表达超语言的经历和被阻碍的能量，激发可能的治愈过程。

2. 日本沙盘游戏：河合隼雄与箱庭疗法。

河合隼雄，出生于 1928 年，临床心理学者、心理治疗师，曾任日本文化厅厅长。他是日本著名的心理学家、日本第一位荣格心理分析师。

他 1959 年赴美，1962 年前往瑞士专攻荣格心理学，逐渐萌发探寻本国文化根基的想法。他在瑞士的荣格研究所留学时跟考尔夫学习了这一技法，并于 1965 年回国后将这一技法介绍到日本，并将之命名为"箱庭疗法"。在日本，几乎所有心理咨询机构都建有箱庭疗法治疗室。可以说，日本是世界上这一疗法最盛行的国家。

河合隼雄著述甚丰，内容涉及领域广泛，多收录于《河合隼雄著作集》。

3. 中国沙盘游戏：南北二派。

（1）箱庭派。

1998年，该派代表人物张日昇教授拜访了日本京都大学的冈田康伸教授，学习了箱庭疗法并获得了箱庭疗法的宝贵体验，回国后在河北大学建立了箱庭治疗室，标志着箱庭疗法被正式被引入中国。他1998年在《心理科学》上发表的《箱庭疗法》是中国最早的介绍箱庭疗法的文章。2006年5月，他出版了中国第一本相关专著《箱庭疗法》。

（2）沙游派。

1995年8月，该派代表人物申荷永和高岚受邀前往瑞士苏黎世参加第十三届国际分析心理学大会，接受了有关沙盘游戏治疗的专业培训，并将沙盘游戏治疗技术（沙具和主要书籍）带回国内，同时开展有关心理分析与沙盘游戏技术的专业研究。2002年9月，他们与国际分析心理学会暨国际沙盘游戏治疗学会合作，举办了第二届"心理分析与中国文化国际论坛"，并且专门安排了会前的"心理分析与沙盘游戏技术工作坊"专业培训。

（三）沙盘与传统心理咨询的区别

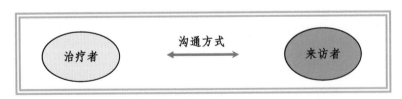

言语为中心的传统治疗关系

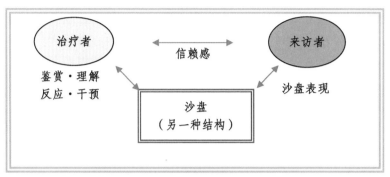

沙盘游戏干预的治疗关系

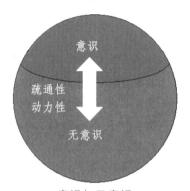

意识与无意识

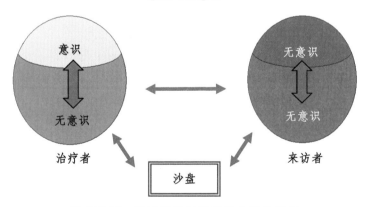

治疗进展：促进意识与无意识之间的交流

## 二、为什么要学沙盘？

1. 评估功能：通过沙盘可以呈现心理问题的健康程度。
2. 探索功能：通过摆放沙盘更加了解自己的内心世界。
3. 疗愈功能：通过沙盘治疗可以疗愈内在的心理创伤。

## 三、沙具的分类

（一）单个沙具体验

1. 现场练习：自我潜意识性格探索。
（1）每个人选择一个你最有感觉或最喜欢的沙具；
（2）沙具归类：按照物品的类别（人物、动物、植物等）找朋友，重新分组坐下来。
（3）回答下列的问题，并在纸上写下来。
① 作为这个沙具——我最想要改变的是什么？
② 作为这个沙具——我最恐惧或害怕的是什么？
③ 作为这个沙具——我解决的办法是什么？
④ 作为这个沙具——我肯定不会什么？
⑤ 作为这个沙具——我隐藏了什么？
⑥ 作为这个沙具——我呈现了隐藏会有什么后果？
⑦ 作为这个沙具——我最想要给世界的信息是什么？
⑧ 作为这个沙具——我最想要、渴望的是什么？
⑨ 作为这个沙具——我消亡或死去的方式是什么？
（4）在小组内简单介绍一下自己的姓名、职业、兴趣爱好、性格特征，然后大声朗读自己的答案（朗读时去掉"作为这个沙具"）。
（5）小组内分享自己的练习感受。
2. 沙具分类。
（1）人物类：真实人物的象征，有影响力的某种人格原型，个人人格的一个侧面。代表自我形象投射，自我认同。
（2）动物类：直觉和本能。代表内在的潜在的性格特征。
（3）植物类：生命的周期、生命的能量。代表潜意识的精神层面。

（4）建筑、交通工具类：家/房子可能被视作庇护和保护的象征，也可能是个体内心世界的写照，是安全感和人际关系的象征。交通工具代表移动和改变，是行动力的象征。

（5）家具与生活用品类：表现家庭内部构造，如内心秩序、界限、生活情趣等方面内容。

（6）食品、果实类：滋润和营养，是维持生命所必需的物质。

（7）石头、贝壳类：石头是男性力量的象征，有压力、稳定、恒久、坚固的含义。贝壳往往具有女性的象征，温柔美好。

3. 对各分类的详细阐释。

（1）人物类。

对自己不同人格面具的表现，对生活中已经出现或者渴望出现的人格品质的形容与表达，对待人际关系的态度。

① 不同人物的象征意义。

宗教人物：象征处于一种关键时期，渴望获得超自然力量，是一种精神寄托。

父亲和母亲：父亲象征权威、风度、坚毅、严格、男性气概和默默的关爱，也象征见识的宽广、责任和保护者；母亲象征慈爱、宽容和温和。

医护人员：象征生命救护神。

老人：象征智慧。

儿童：象征内心的孩子气。

运动员：象征力量、运动、健康。

战士：象征攻击性、愤怒、袭击、伤害和破坏。

文娱演员：象征与他人交流交往中人格面具的运用。

机器人、卡通人物：象征来访者对超自然力量的渴望和向往，是对自身潜能的估计和自我保护。

② 现场练习：亲密关系沙盘。

a. 重新选择一个沙具代表自己的伴侣（或未来的伴侣），并分享出他/她的三个特质（或三个优点和缺点）。

b. 把前面选择的代表自己的沙具和新选择的沙具一起并排。

c. 按照 A、B、C、D 的顺序，依次对小组成员进行投射性猜想。例如大家依次对成员 A 的亲密关系沙具进行投射猜想：

他们两个人在一起和谐幸福的地方有哪些？

他们两个人在一起可能起冲突的地方？

d. 本人对大家的猜想投射做分享。

（2）动物类。

① 十二生肖的象征意义。

鼠：嗅觉灵敏，胆小多疑，警惕性高，生命力强的象征。

牛：脾气倔强，献身精神。

虎：巨大能量、活力、勇敢、威严、和权势的象征。虎和狮都有阳性的象征；虎，孤独者，不合群的动物，不喜欢保护弱者，但其性格是外向活泼、明朗有朝气的。

兔：与人类生命、人们美好的希望相连。

龙：权势、高贵、尊荣的象征，又是幸运和成功的标志。

蛇：恐惧、智慧和祥和。男性的象征，对蛇的恐惧可以解释为对男性性欲的恐惧。阴险、狡诈和有毒的物或事。内心深处深刻、直觉智慧的象征。诱惑、冷漠、纠缠的象征。

马：勇敢、胜利、征服的象征。骑士雕像象征被驾驭的某种力量。

羊：温顺、善良、柔弱、俯首、鞠躬的象征。

猴：聪明、进化。多动、爱玩和调皮是其另一方面的象征。

鸡：守信、准时。勇敢善斗。为了塑造家园的氛围而放置的具有家的含义。

狗：忠诚、警觉和保护。道德、自我约束、自我要求和纪律含义，是超自我的象征。往往充分表现了来访者对狗所象征的忠诚、警觉、勇气、善猎的品质的欣赏、重视和期盼。

猪：在生活中，猪一方面代表愚笨、懒惰、贪吃、好色、肮脏、但另一方面又象征勇敢、厚道、忠诚、谨慎、诚实、宽容。

② 其他动物的象征意义。

狮子：权威，保护神，威严与慈爱兼有的父亲风范。

豹子：勇气和战斗力，虚伪、狡诈、淫欲的象征意义。神秘性及其内在的攻击力，独特的地位表现。

熊：原始力量。男人的象征，同时也可能说明来访者在人际交往中孤独的心境。

象：智慧、深思熟虑和宽厚，是动物中的智慧老人。

狼：心中恐惧多种东西，尤其是那些攻击性、破坏性的兽性能量。女性来访者的作品中出现的狼，则可能还象征对男性性欲的恐惧。

鹿：纯洁、温柔、灵性、善良、再生、光明、创造力，女性的象征。

猫：神秘、野性又温柔的女性。

鱼：智慧、财富、自由。

贝：男性——对性的一种渴望，赞美和欣赏；女性——对自我性的渴望、欣赏和认同。

龟：健康长寿、自我保护，母性。

凤凰：吉祥的象征，心理整合的象征，刚柔相济的性格特征。

鹰：众多神性的、褒义的象征，渴望获得伟大智慧和深邃的见解，庄重、强大、威严人格特征。

猫头鹰：明智、耐性、反省、沉思以及不为黑暗所蒙蔽的心灵，明确、清晰、智慧，或孤独寂寞、寻思等。

鸽子：和平、慈善、信息联系。

孔雀：象征骄傲与尊严。

③ 现场练习：家庭动物沙盘。

每个人轮流摆放家庭动物沙盘：先将沙盘从中央用食指画一条虚线，将沙盘分割为两个区域，左侧摆放自己原生家庭动物沙盘，右侧摆放自己的现在家庭生活的动物沙盘。

a. 在沙盘左侧摆放一个餐桌沙具，根据自己原生家庭的人口数，参照每个人的性格特征，选择相应的动物沙具来代表自己的家庭成员。尽量按照就餐的顺序，其中也要含有代表本人的动物。

b. 摆放完毕后，请分享每个动物对自己的影响（好的和不好的）。

c. 在沙盘右侧，按照自己现在家庭的成员人数参考上一步骤进行摆放。如果是没有建立自己小家庭的学员，可以参考自己最近一次回老家和父母团聚的某一次场景。代表自己或家人的沙具可以是与左侧相同的沙具，也可以是不同的沙具。

d. 请分享右侧沙盘与左侧沙盘的相同点和不同点，以及为什么会发生这样的变化。

e. 请分享自己对其他动物的影响（好的和不好的）。

f. 分享这个环节练习的体会。

（3）植物类。

树木：来访者生命力的状态。

松树：力量和不朽，承受力和忍耐力的象征。

柳树：月亮和女性的象征。

果树：成就、成果及收获的象征，青春和婚姻息息相关。

圣诞树：再生的象征，代表光明的重生。

竹子：生命的弹性、长寿、幸福和精神真理，真实与奉献的标志。

花卉：美的象征，常用来比喻女性，装点生活的象征。

牡丹：富贵、荣耀、繁荣和尊严。

菊花：秋天宁静与坚强的象征。

莲花：诞生、再生以及生命的起源。

玫瑰：心灵、宇宙之轮的中心以及神圣、浪漫、情爱的象征符号。白玫瑰代表清白、纯洁和童贞；红玫瑰象征冲动、欲望和性感之美。

草：草地、草原，生机勃勃，希望、新生的象征。

（4）食品、果实类。

食物：对创造的肯定和回报，成就感，物质上的需求和精神需求的匮乏状态。

果实：成就感，对自身努力结果的期待。

（5）家具与生活用品类。

照明物：希望。

乐器：情感倾诉。

镜子：自我审视、反省，对自己的迷恋和欣赏。

伞：保护。

武器：攻击性。自我保护、防御。生活得紧张和焦虑。武器既可以创造也可以毁灭。有些武器还与真理、意志及其他优秀品质相连。如果武器与其他一些性象征有关的物品一起出现时，如剑与蛇、箱与盒一起呈现时，可以从性的角度予以理解。

床、椅子：疲惫感、无意识的连接点，性关系的象征。

桌椅杯盘：交流活动。

家具数量、摆放的结构：心理的丰富程度和秩序状态。

屏风隔开：障碍，保护、隐藏。

电视、电话、电脑等信息交流设备：对信息获得的渴望。

（6）建筑、交通工具类。

房屋：家或归宿。来访者本人心理。

a. "心房"：房子的外形、颜色以及房子里发生的事件都是来访者本人心理存在的表现。高大且富丽堂皇的房屋：丰富的心理表现、远大的目标或坦诚的心态。陈旧、破落的房屋代表疲惫、包含沧桑。

b. 房子里财物丰富、有序的情况是来访者内心丰富性和有序性的表现。

c. 房屋门窗开放情况代表来访者心态的开放度及与他人交往的态度，关闭的门窗也就是来访者自我封闭、孤独的形象化。

d. 来访者在箱庭作品中如果摆放了房子，却说没有自己的房子，反映的是来访者不愿意或不敢正面了解自己内心世界，是对自我认识行为的阻抗。

e. 作品中有多座房子可以理解为来访者与他人的关系，也可以理解为来访者人格中的不同方面。

商业场所：人际关系中的表面化、利益性关系，补给或援助。

塔及庙宇：精神上的宁静祥和，一种精神的皈依。

图书馆、加油站、取款机：能量补给的象征。

城堡：自己待在城堡里，象征其感到不安、压迫，寻求逃避、保护，强大的自我防御意识，封闭心理。

连接物：沟通作用或连接作用的人或物。如果人物立于桥上，可能还象征其处于心理和精神状态发展过程的危机之中，或处于一种转变关键时期。

障碍物：篱笆、栅栏、墙均是交通的障碍，是界限的标志。

汽车：来访者善于利用外界力量的支持去达到自己的目的。

a. 汽车由自己驾驶还是由别人驾驶，这反映了来访者对控制自己能量发挥、把握奋斗目标的判断。

b. 汽车数量的多寡反映了其心理能量的强弱、持续问题。

c. 汽车方向是矛盾、分散还是一致，反映了来访者动力方向的一致性问题，同时还可以反映来访者内心体验是有序的还是混乱的。

d. 汽车是使沙盘作品呈现动态的重要标志，是来访者积极的心理发展变迁的象征，沙盘作品中汽车的运动可能表征来访者的运动和成长。但车库中的汽车或停在一边的车辆却是静止的，可能是财富中的一种象征，当然也是心理状态处于恒定状况的表现。

e. 私家车和公共汽车的区别又反映了来访者的人际交往态度及状况。

自行车：自我心理状态。静止的还是运动中的，离目的地是远还是近，可以看出其对自己现实力量与理想之间距离的感受、估计。

火车：停靠在站台上还是在行驶中，说明对外力的利用状态。自己是否在火车上，是否赶上火车，表明了对机遇的把握。如果出现火车处于轨道转弯处，可能说明来访者正处于人生的转折点。而火车驶入隧道，可能象征来访者回归母性的愿望。

船：借助无意识本能力量达到目的的愿望及努力。动力船往往表达一种力量感、财富感、竞争感或旅游感，船在海上航行也是一种浪漫的象征，渔船由于渔翁特定的象征意义，往往结合在一起象征在无意识中进行深入探究的愿望的动力；而渡船则可能因摆渡者通常是智慧老人的象征而附加上这一含义。

飞机：平衡情况，象征包容性和分离性之间的平衡。如果自己是一名乘客，则象征快速实现目的的愿望；如果自己是驾驶员，则表现了来访者正在进行一件有冒险性的事，试图控制局面的意图，是对自己能力的估计。飞机失事可能隐含对自己的否定、愿望实现的破灭。

## 四、沙盘咨询理论

学习沙盘心理咨询思想（精神分析理论）有以下这些：

1. 意识与潜意识。

2. 原型和象征性。

3. 投射原理：正投射与反投射。

4. 整合与启发。

5. 大胆假设、小心求证。

在一个自由、受保护的空间，通过在沙盘内用各种模型、玩具摆弄心灵故事，让来访者与无意识接触并表达超语言的经历和被阻碍的能量，这种接触与表达可促进激活、恢复、转化、治愈、新生的力量，对来访者心理健康的维护、想象力和创造力的培养、人格发展和心性成长都有促进作用。

## 五、沙盘分类

1. 按对象分，可分为个体沙盘和团体沙盘。

2. 按摆放分，可分为自由沙盘和主题沙盘。

3. 按功能分，可分为诊断评估沙盘、咨询疗愈沙盘、自我成长沙盘。

4. 按动静分，可分为静态沙盘和动态沙盘。

# 模块二　个体沙盘篇

## 一、沙盘操作技术

1. 建构沙盘。

（1）介绍沙盘功能及规则：主要介绍沙盘的自我探索功能和山海规则。

（2）触摸沙：观察来访者触摸的方式。

（3）自由摆放：陪伴。

2. 咨询沙盘。

（1）命名：让来访者给沙盘作品命名，关注来访者的语言聚焦。

（2）参观：让来访者带领咨询师参观沙盘。

（3）对话：咨询师参考下面的"沙具提问技术与现实性提问技术"进行聚焦性提问。

（4）分析：结合来访者的回答和相关沙盘知识进行分析。

（5）调整：询问来访者是否需要调整或建议来访者进行调整。

3．结束沙盘。

（1）小结：来访者小结+咨询师小结。

（2）拍照：双方都拍照。

（3）拆除：分为有意义拆除和无意义拆除。

以下为沙具提问技术参考。

1．沙具提问参考。

（1）你记得第一个放的是什么？最后一个放的是什么？

（2）整个沙盘中你最满意的是哪部分？

（3）你觉得哪个沙具对你意义最大，为什么？

（4）你最喜欢的地方是哪里，为什么？

（5）在整个过程中，有没有在哪里觉得卡住了或停下来了，为什么？

（6）你觉得有什么需要补充的吗？或者说你觉得还有什么没有表现出来吗？

（7）沙盘里有代表你自己的沙具吗？为什么？

（8）完成作品后，你有什么感觉？

（9）如果选择两个沙具对话，你会哪两个？它们之间会说些什么？

（10）如果让你向沙具提问，你会提什么问题？答案又是什么？

（11）这个沙盘和你的现实生活有哪些联结或相似的地方？

（12）从这个沙盘你有什么样的收获或启发？

2．现实性提问参考。

（1）怎么称呼你呢？

（2）请问现在和你生活在一起的有哪些家庭成员？你们的关系怎么样？

（3）你现在的工作或生活怎么样？

（4）你觉得自己最大的优点和缺点是什么？

（5）别人是怎么评价你的？

（6）你是如何看待你自己的？

（7）你的人际关系怎么样？

（8）最近有什么事情让你烦恼吗？

（9）你采用了哪些方式去面对？

（10）如果你的烦恼解决了，你的生活会发生什么样的改变？

（11）如果让你选择接纳，你会接纳你生活中的什么？

（12）如果给自己一个希望，你最想实现什么愿望？

## 二、沙盘的分析和解读

### （一）解读原则

1. 整体性解读。

（1）正向沙盘（和谐顺畅）、负向沙盘（压抑冲突）。

（2）正投射区域和反投射区域。

（3）整合性、充实性、动力性、流畅性。

2. 突出性解读。

（1）能量点：绿色植物、水源、车辆、飞机、轮船、水果、食物。

（2）问题点：冲突、局促、不协调、混乱、无序、分裂、空旷、阻塞、缺乏能量、缺乏沟通。

### （二）沙盘表现主题的分析

1. 战争。

象征意识和无意识之间正经历着重大的冲突。战争场面的本质是将被压抑的情感释放出来的努力过程。

2. 和平生活。

象征内心平静、情绪稳定，保持着较好的心理状态，但不愿意改变当前现状，不求更大发展。战争与和平场面还可以表现出来访者的人际关系状况，以及其处理人际关系的态度和方式。

3. 旅行。

象征自性实现的过程，是人生旅程的一个片段，是努力探索、试图找到所需要的东西，以使自己进入均衡状态的象征。旅行是心理进步的表现，海洋旅行还有探索无意识的意思。

4. 交流。

象征着来访者内心世界的相互妥协，暗示其内心可能存在一些不适应、矛盾的问题，需要内心进行一番商议。对交流场面、参与人员、交流主题等方面的解释投射出其面临的问题以及存在的困难。交流场面也是人际交往愿望或事实的表现，投射着来访者的人际交往方式、态度。

5. 创伤性主题。

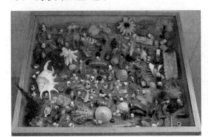

混乱的表现

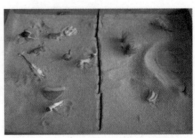

分裂的表现

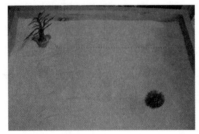

空洞的表现

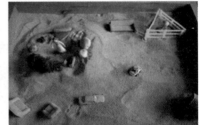

限制的表现

6. 疗愈性主题。

沙盘游戏中的疗愈性主题及其表现，往往反映着来访者内在的积极变化。比如，高山、寺庙、塔、聚集的能量、开始的旅程、生长的树木、沟通的桥梁等，都是典型的沙盘游戏治愈主题的表现，象征精神和心灵的追求。

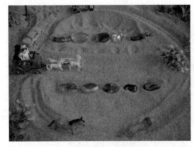

旅程的表现

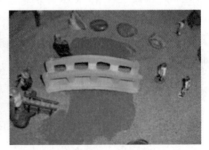

连接的表现

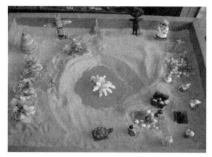
深入的表现

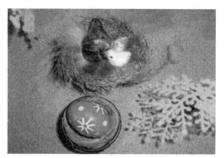
诞生的表现

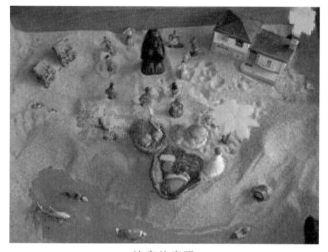
培育的表现

个体沙盘游戏过程记录表

姓名：　　　　性别：　　　　出生年月：

| 序号 | 项目 | 内容 |
|---|---|---|
| 1 | 作品完成时间 | |
| 2 | 玩具摆放顺序 | |
| 3 | 玩具移动频次 | |
| 4 | 咨询师与来访者的交流 | |

主持人：　　　　　　　　　　　　　　时间：

个体沙盘游戏的对话记录表

姓名：　　　性别：　　　出生年月：　　　对话时间：

| 序号 | 问题 | 应答 | 备注 |
|---|---|---|---|
| 1 | 你可以简单介绍一下你的作品吗？ | | |
| 2 | 请你给作品起个名字，名字会是什么？ | | |
| 3 | 整个作品最满意是哪部分？ | | |
| 4 | 你觉得那个玩具对你一以最大？那是什么？ | | |
| 5 | 你记得你第一个放的是什么？最后一个放的是什么？ | | |
| 6 | 整个过程中，有没有在什么地方卡住，为什么？ | | |
| 7 | 你觉得有什么需要补充的吗？ | | |
| 8 | 你觉得还有什么没表现出来的吗？ | | |
| 9 | 如果你以作品提出问题，你最先提什么？ | | |
| 10 | 完成作品，你有什么感觉？ | | |
| 11 | 其他 | | |

主持人：　　　　　　　　　　　　　　　时间：

（三）沙盘转化的标志

（1）无序变有序。
（2）分裂变整合。
（3）无趣无力（单调空洞）变生机活力（丰富充实）。
（4）阻塞、冲突变流畅、和谐。

# 模块三　团体沙盘篇

## 一、团体沙盘的起源

20世纪80年代，迪·多美妮科将沙盘应用于团体治疗，开创了沙盘游戏团体疗法。

沙盘游戏团体疗法能影响团体的人际关系，以及团体成员的认知、情感和行为，从而对团体和个人产生治疗的作用。

沙盘游戏团体治疗有以下特征：

1. 一般采用限制性团体沙游治疗，是指有定规则限制的团体沙游治疗方法。

2. 根据团体采购员问题的相似性，组成团体沙盘小组，通过小组成员在沙盘制作中的表现，共同讨论、分享、训练、引导、解决成员共有的发展课题或相似的心理困惑。

3. 一般有 1~2 名心理咨询师，其中 1 名为记录员。

4. 团体沙盘的规模因参加者问题的性质不同而不等，一般以 5~10 人为宜。

5. 通过团体活动，参加者在沙盘制作互动中会呈现人际关系模式及个体行为模式，然后就共同关系的问题讨论交流，从而使成员观察、分析和了解自己的心理行为反应和他人的心理行为反应，以改善人际关系，增强社会适应能力，促进人格成长。

## 二、团体沙盘操作流程

在小组内选择一位组员扮演沙盘老师，由沙盘老师念指导语和相关规则。

（一）指导语

"你们好，沙盘是心理咨询常用的一种心理辅导工具，它可以更好地帮助我们了解自己内心状态，帮助我们探索自己；同时也可以运用在团体中，帮助我们促进彼此的交流和沟通。今天我们采用团体沙盘的形式，你们愿意吗？"

沙盘没有好坏对错问题，只要按照规则把自己想放的沙具放上，将自己的想法表现出来就可以了。

（二）沙盘规则

1. 山海规则。

沙子堆起来就代表山丘，露出的下面部分，代表河流或海洋。每人每次只允许做一个动作，如放一个沙具，挖一条河，或者堆一座山等。

放完全相同的沙具算一个动作。

2. 沙盘默言。

整个制作过程中成员之间不允许说话，以免相互了解意图，但成员可以与治疗者互动。

3. 沙盘顺序。

摆放的顺序由抽签或成员自己决定，每人每次只能放一个沙具或完全相同的几个沙具，不许拿走他人已摆放的沙具，但可以挪动。

4. 时间规则。

不限时。

5. 保密规则。

团体成员共同承诺对于沙盘中涉及的个人隐私保密。

（三）沙盘摆放阶段

自由沙盘不限定任何主题；主题沙盘则有一个比较明确的主题及方向（如心情沙盘、人际关系、爱情婚姻、亲子关系、困难烦恼等），团体成员可以共同商议团体咨询的目标及任务。

以下以自由沙盘为例。

1. 按序摆放，交流讨论。

当至少一半的人不再摆放即结束视作。讨论内容（沙盘咨询师向每个人提问）。

（1）你选择了几个沙具，每个沙具你摆放的意图是什么？

（2）你对作品的整体感受是什么？为什么？

（3）沙盘中哪些沙具是你喜欢的？哪些是你不喜欢的？为什么？

（4）你对小组他人的评价和感受是什么？

（5）如果你给这个沙盘打分，你会打多少分？为什么？

（6）自己的摆放和他人的互动，让你有什么样的感受或启发？

2. 沙具移动，分析讨论。

不能将他人或自己已摆上的沙具拿走或放回玩具架，但允许移动自己或他人所摆放的沙具，并算作一次。移动完后，这一轮中就不能再摆任何沙具。制作过程中，团体成员可以选择在某一轮放弃，什么东西都不摆放。当至少一半的人不再摆放，即视作结束摆放。分析讨论交流（沙盘心理咨询师询问每个人）。

（1）你一共调整了几次？你调整沙具的意图是什么？

（2）你对调整后的作品感受是怎么样的？为什么？

（3）如果给新的沙盘取一个名字，你会取什么样的名字？为什么？

（4）如果你给这个沙盘重新打一个分数，你会打多少分？为什么？

（5）你对他人的评价有没有变化？如果有，对哪些人的评价发生了变化？为什么？

（6）你对自己的评价有没有发生变化？如果有，发生了什么样的变化？为什么？

（7）通过这轮移动，你有什么样的感受或启发？

3. 分析小结，拍照拆除。

（1）分析、小结。

针对前面团队沙盘的摆放和讨论，沙盘咨询师站在第三方视角，就观察到的团队成员在摆放和交流过程中的表现以及其作品，对整个团队或每个团队成员进行一个点评分析，或者谈作为沙盘咨询师的感受。

（2）拍照、拆除。

如果有成员表示不愿意自己的作品被当面拆除，可以待其离开后，由治疗师拆除。

## 三、沙盘游戏团体治疗的作用

（1）促进现实人际互动的改善。

（2）学会从别人的角度看问题。

（3）通过感悟他人的心理，而促使自己心理的成长。

（4）创造心灵的归属。

（5）增强成员的责任感。

（6）提高团队的凝聚力。

## 四、沙盘游戏团体治疗的适用范围

（1）由具有同一特征或面临相同问题的个体组成的团体，比如同样是焦虑的群体或者有某种人际关系的群体。

（2）被一个共同问题困扰的团体，比如夫妻关系以及亲子之间关系不和谐的团体。

（3）需要获得凝聚力、获得成长与整合的团体。

（4）人与人之间的交流，比如可用于婚介交友。

## 五、团体沙盘的分类

团体沙盘都是动态沙盘。

团体沙盘可以分为"自由团体沙盘"和"主题团体沙盘"。

## 六、沙盘游戏团体治疗咨询师的角色

沙盘游戏团体治疗咨询师是见证者和促进者，是记录者也是保护者。

（1）在制作过程和讨论过程中，给每个成员无条件的积极关注，使他们感到包容、受保护。

（2）关注成员间的心理变化、团体间的互动与融合的状况。

（3）有所共感，能感觉到他们之间的关系发展到什么程度，作品进展到了什么阶段，在制作快要结束的时候提醒以及促进各成员彻底讨论和积极参与。

（4）当成员由于冲突、矛盾而表现出倦怠时，治疗师要接纳他们的种种抗拒，促进他们反思，尊重他们的决定，对成员们的成长要以一种赞赏的态度来对待。

## 七、团体沙盘的环境

1. 物理环境。

沙盘的大小和数量并不是最重要的，重要的是来访者如何应对这样的环境，这种对环境的应对和适应可以为治疗的开展提供更多有用的信息。

2. 心理环境。

主要指治疗师所营造的包容、安全的感觉。

这种受保护的心理空间给团体成员非常重要的安全感和自由感。

## 八、带领团体沙盘的注意事项

1. 遇到团体成员阻抗，甚至团体成员中途退出的情况时，最好停下来或讨论阻抗的原因。如果成员不愿意讨论，咨询师要尊重，可以先转移注意力，重新设定一个话题，或让其说他愿意谈论的话题。

2. 对于不发言的成员，咨询师要给予关注，询问其为什么不发表自己的感受。

3. 刚开始时成员间有冲突、不理解，甚至有情绪，这些都是正常的。

4. 咨询师要具备对于每个人情绪处理、状态关注及控场能力。

5. 分享完一个环节后，应做一次小结，然后再进行下一个话题的讨论。

6. 治疗师本身的情感处理。

（1）防止自己的情绪投射到沙盘中来。

（2）对团体沙盘介入过多，影响对团体成员的共感。

（3）对团体规则把握不准，如突然提出结束，使成员心理上有一种不完整感，感受到伤害。

（4）对团体中某一类型的个体不能接纳，其内心的排斥感会被团体成员敏感地感觉到，从而导致他们拒绝合作。

# 技术二　塔罗技术

## 模块一　塔罗基础篇

### 一、塔罗的历史起源

塔罗牌，由"tarot"一词音译而来，被称为"大自然的奥秘库"。它是西方古老的占卜工具，中世纪起流行于欧洲，其起源一直是个谜。

塔罗共 78 张牌，其中大阿尔卡那牌 22 张，小阿尔卡那牌 56 张，可分别使用进行占卜，也可将 78 张混合共同使用进行占卜。

值得一提的是，塔罗牌并非指固定的一种牌，实际上塔罗牌种类繁多，至少有上千种，但它们其实大多数都是以世界三大塔罗体系为蓝本延伸而来的。

## 二、塔罗的三大体系

塔罗牌主要分为韦特体系、托特体系和马赛体系。不同的体系对于每张牌的解释都不尽相同，大牌的排列顺序也不完全一致。

1. 韦特塔罗

目前最普遍流行的是韦特体系，其代表是由亚瑟·爱德华·韦特（Arthur Edward Waite）所设计的莱德韦特塔罗牌。爱德华·韦特是 19 世纪末英国著名的神秘学团体"黄金黎明协会（Golden Dawn）"的会员。

爱德华·韦特设计的塔罗牌改善了原本小阿尔克那缺乏图像和故事的缺点，加上了丰富的象征和显而易懂的图像，成为近代最受欢迎的塔罗牌，故有"韦特即塔罗，塔罗即韦特"一说。

韦特塔罗牌被人们奉为经典，成为初学者的最佳选择，并且成为很多后来的设计者所效仿的对象。

塔罗的变形，大致上分为五大类：图案的变化、顺序的变化、行星星座的改变、张数的改变、生命之树路径的改变。

78 张塔罗牌分为 22 张大阿卡纳牌（大牌）和 56 张小阿卡那牌（小牌）。

2. 托特塔罗。

托特体系的代表作是托特塔罗牌，它的设计者亚历斯特·克劳利（Aleister Crowley）也来自"黄金黎明协会"。托特塔罗牌更加抽象，强调塔罗牌的神秘学意义，运用了众多符号。

3. 马赛塔罗。

马赛体系出现的时间比韦特体系和托特体系都来得早。从 15 世纪末开始，就有文献记载当地出版了大量印刷的塔罗牌，今日公认的78张标准塔罗牌结构，即依照马赛塔罗牌的规格发展而来，流行于法国南部，常作为游戏用的纸牌。

### 三、为什么学塔罗

（1）自助的需要：了解自己内心、梳理自己内心的需要。

（2）助人的需要：利用塔罗帮助他人了解自己、帮助他人梳理内心的需要。

（3）促进沟通与交流的需要：是一种沟通的媒介，促进彼此了解、彼此交流的需要。

学习塔罗有5层标准：

第1层：连接需求，连接自我与他人；

第2层：看见自己或他人行为模式；

第3层：看见自己或他人的内在防御机制；

第4层：看到自己或他人能量的障碍点，发掘自身的动力点；

第5层：内化性格，完善自我。

### 四、塔罗的心理学原理

1. 荣格与原型理论。

卡尔·荣格，瑞士心理学家和精神分析医师，分析心理学的创立者；主要研究心理类型、心理结构与动力、原型与集体无意识等。

荣格认为，塔罗牌是无意识领域的宝库，隐含着人类深层心理关系，塔罗牌的图案就是集体潜意识之中的原型图像。例如：国王牌是权威父亲的象征，王后是权威母亲的象征；冲突、死亡、重大变化、重生等，人生经历的一切都在塔罗牌图案中表现出来。这些意象存在于每个人的内心，而且在无意识中左右人心。当一个人看见这些图像时，便会受到自己体验或经验的刺激，创造意象，引起深层的心理作用并触发行动。

2. 共时性原理。

你正在想一个人，这个人就来了，或是接到他电话；梦见自己的亲人生病或去世，后来就听说他真的生病或去世了；有时，适合自己的工作或伴侣，就像是准备好一样出现在你的面前。一般人们会将这些归为巧合或小概率事件，但荣格发现，有一些人经常遇到这样的现象，他称为共时性原理。共时性往往在有强烈的情感参与时发生，即常说的心诚则灵现象。

3. 个体潜意识与集体潜意识。

个体潜意识，潜意识的表层部分，一般由各种原因受到压抑或遭到忽视的内容，如令人痛苦的思想、悬而未决的问题、人际冲突、道德焦虑等，以及本身无足轻重或强度太弱的经验，都贮藏在个体潜意识中。

集体潜意识，潜意识的最底层部分，通过遗传而来，经祖先世代活动方式和经验储存而保留下来，如人对黑暗的恐惧。大量的宗教、神话、童话、传说中都有这样的原型，如出生原型、儿童原型、英雄原型、上帝原型、智者原型、母亲原型等。

4. 心理投射。

投射无时不在、无处不在，每个人都受到自己以往的生活经验、内心心理活动的影响。头脑中的态度、愿望、情绪、焦虑、价值观、冲突、动机等都会投射出去。如同是国王牌，有人说国王很威严，有权力，发号施令很威风；有人说国王很孤独，年纪大了还似乎有随时出征的感觉，眼神中很戒备。

学塔罗，就在于管理自己的投射，更好地区分哪些是我们自己身上投射出去的，哪些是对方身上的。

通过不断的练习，将自己以前不知不觉间的乱投射，变为自我管理、自我提升、自我主动改变的成长方法。

## 五、塔罗原则和精神

1. 塔罗原则。

（1）尊重每个人的隐私（来访者可以选择是否解释、是否描述）；

（2）尊重每个人的时间（不会打断来访者）；

（3）尊重每个人的见解与想象（不会解释或重新解释来访者对塔罗的理解）；

（4）尊重每个人的完整性（放下评判的标准，没有所谓的对错，咨询师会同意来访者的观点，因为站在来访者的角度它就是它，咨询师会只是好奇来访者为什么会这么看，尽可能地支持来访者想象的跳跃）；

（5）尊重每个人的独特性（每一个人的解读都是基于自己，塔罗只是一面镜子、一个媒介。咨询师所看到的不一定是来访者看到的，咨询师所感觉到的不一定是来访者感觉到的，咨询师所领悟到的不一定是来访者所领悟的）。

2. 塔罗精神。

（1）没有牌意（每张牌没有固定含义，自由联想与创造）；

（2）没有对错（如实呈现，放下关于是非评判的惯性标准）；

（3）没有输赢（接纳一切都是最好的安排）；

（4）案主为大（避免自我假设，尊重使用者的想法和独特性）；

（5）开放性提问（引导来访者看到解决问题的多种可能性）；

（6）直觉展现（信任自己的直觉，照见潜意识，重新发掘自己的潜意识力量）。

## 六、塔罗的洗牌、切牌

如下图所示。

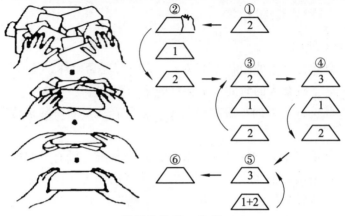

塔罗的洗牌、切牌

## 七、塔罗的操作步骤

1. 洗牌切牌。
2. 选牌抽牌：选牌用右手，抽牌用左手。
3. 牌阵开牌：按照一定的顺序摆放。
4. 对话解析：见下文列举。
5. 小结拍照：双方小结。
6. 建议祝福：咨询师给来访者建议、祝福。

## 八、塔罗的基础性问话

1. 牌面提问。

（1）你可以描述一下这张牌的内容吗？

（2）这张牌带给你什么样的感受？为什么有这样的感受？

（3）你喜欢这张牌吗？如果喜欢你喜欢它哪些地方？如果不喜欢，你不喜欢这张牌的哪些地方？

（4）你觉得这张牌，讲了一个怎样的故事？

（5）你觉得这张牌带给你什么样的启发？

2. 现实提问。

（1）在现实中，你认为你是怎样一个人？

（2）在他人眼中你是怎样一个人？

（3）在自己心目中你是怎样一个人？

（4）你最关心生活中的哪个方面？工作、家庭、健康、事业、人际关系、爱情、金钱还是其他？

（5）你最想改变的是哪个方面？

3．提问要点。

深入提问：剥洋葱、挖水井。

就一个问题深挖下去，直到没有水（与来访者不符合）为止。再挖第二个问题。

4．结合提问。

牌面提问和现实提问相互配合。

## 九、塔罗的基础性解读

（一）方法一：寻找关键词

看人物（穿着、表情、动作、心情、趋向等）、看背景、看色彩、看文字。

以下为几张牌面举例。

愚者：

关键词：开始，出发，大胆，天真，冒险，旅行，自由。

权杖王后：

关键词：阳光女孩，女强人。

这张牌代表一位具有热忱、充满了活力与动感的女人，她的性格直率天真，行事风格直接明朗。

权杖骑士：

关键词：火热的年轻人，旅行。

这张牌代表一位气势非凡、雄壮稳健的青年男子，他具备了丰富的才能，也十分重视自己的表现。

权杖侍从：

关键词：雄心万丈。

这张牌代表一位威严强势、阳刚、具有男性魅力的男人，态度主动而积极。

**实际练习一：**

请 2 人一组，每人抽 2 张，说说你看到的每张牌的关键词选择它们的原因。

**实际练习二：**

了解自己与伴侣。

1. "我"眼中的自己：在大牌中选择自己最有感觉或最能代表自己的 3 张牌；

2. "我"眼中的他/她：在大牌中，选择 3 张代表你的伴侣（可以是现实的，也可以是所期望的）。

牌面解读表

| 给自己选的牌 | 关键词 | 给对方选的牌 | 关键词 |
|---|---|---|---|
| 太阳 | 温暖、无私的爱、永恒、美好 | 力量 | 和谐、爱、温暖、心胸宽广 |
| 力量 | 和谐、爱、温暖、心胸宽广 | 主教 | 权威、安全、坚毅 |
| 月亮 | 和乐、慈祥 | 节制 | 平衡、圣洁、公平 |

22 张大牌关键词对照表

| 牌号 | 牌名 | 牌意关键词 | 牌号 | 牌名 | 牌意关键词 |
|---|---|---|---|---|---|
| 0 | 愚人 | 流浪 | 0 | 正义 | 均衡 |
| 1 | 魔术师 | 创造 | 1 | 吊人 | 奉献 |
| 2 | 女祭司 | 智慧 | 2 | 死神 | 结束 |
| 3 | 王后 | 丰收 | 3 | 节制 | 净化 |
| 4 | 国王 | 支配 | 4 | 魔鬼 | 诅咒 |
| 5 | 主教 | 援助 | 5 | 高塔 | 毁灭 |
| 6 | 情侣 | 结合 | 6 | 星辰 | 希望 |
| 7 | 战车 | 胜利 | 7 | 月亮 | 不安 |
| 8 | 力量 | 意志 | 8 | 太阳 | 生命 |
| 9 | 隐士 | 寻求 | 9 | 审判 | 复活 |
| 10 | 命运之轮 | 轮回 | 10 | 世界 | 达成 |

**单张塔罗练习：问题解决牌**

1. 选牌分享。

从大牌中选择 1 张代表自己当下面临问题的牌，分享选择它的原因。再选择 1 张牌代表假如这个问题已经解决了，你的生活会发生什么样变化，说说选择它的原因。

2. 抽牌分享。

从剩余的大牌中抽取 1 张牌代表自己的方法牌，从正向资源和反向启发两个角度，分享这张牌带给你的感觉，以及这张牌给你的启发。

3. 拍照小结。

来访者分享自己的收获或启发，咨询师做补充，拍照留影。

56 张小牌对应表

| 权杖组 | 关键词 | 圣杯组 | 关键词 | 宝剑组 | 关键词 | 星币组 | 关键词 |
|---|---|---|---|---|---|---|---|
| 权杖国王 | 稳重 | 圣怀国王 | 慈祥 | 宝剑国王 | 严肃 | 星币国王 | 踏实 |
| 权杖王后 | 开朗 | 圣怀王后 | 温柔 | 宝剑王后 | 道德 | 星币王后 | 母爱 |
| 权杖骑士 | 积极 | 圣怀骑士 | 体贴 | 宝剑骑士 | 强势 | 星币骑士 | 积累 |
| 权杖侍从 | 认真 | 圣怀侍从 | 柔弱 | 宝剑侍从 | 机警 | 星币侍从 | 运用 |

（二）方法二：正反投射法

1. 正投射。

（1）指现实生活中拥有的或实际存在的物品。如某人有女朋友，他选择了一个女性国王，即属于正投射。

（2）拥有比较积极正向的意义，是他自身拥有的特性。如某人选择了一张国王，他解读为自己也像国王一样坚强勇敢，属于正投射。

2. 反投射。

（1）指现实生活中没有的，内心渴望或希望拥有的。如某人没有女朋友，他选择了一个女性国王，即代表反投射。或某人平时胆小，做事犹豫不决，他选择了一个国王，解释说他希望像国王一样勇敢坚强，即属于反投射。

（2）反投射的另外一种解读，即牌意是用来提示你要注意的事项或具有警示功能的。如魔鬼牌，由于文化背景不同，中国人不喜欢这张牌，则可以解读为提示你应该注意些什么。

以下为几张牌面举例。

愚者 0：

关键词：流浪、自由、无经验。

正投射——满怀天真，渴望自由，寻找理想，单纯没有恐惊地迈向人生旅途。

反投射——不体贴的、愚笨的行为，浪费，没有纪律、不成熟的、不理性的，没有安全感，轻浮、妄想、疯狂、狂热、单纯。

愚者 0 的正、反投射关键词

| 类别 | 正投射关键词 | 反投射关键词 |
|------|------------|------------|
| 恋爱 | 天真烂漫的爱 | 盲目、忽冷忽热 |
| 工作 | 具有冒险心、追求新奇 | 缺乏稳定性、无责任心 |
| 健康 | 健康状况佳 | 不安定的生活而生病 |
| 娱乐 | 旅行有意外收获 | 不能放心的旅行 |
| 其他 | 冒险家 | 不能下决心、怪癖 |
| 结论 | 美好的梦想 | 不切实际 |

星辰：

关键词：希望、宁静、和平、祝福。

星辰的正、反投射关键词

| 类别 | 正投射关键词 | 反投射关键词 |
|------|------------|------------|
| 恋爱 | 理想的对象 | 期望过高的爱 |
| 工作 | 理想的工作 | 为五斗米折腰 |
| 健康 | 年轻的身体 | 衰老 |
| 娱乐 | 到期待已久的地方旅行 | 令人失望的旅行 |
| 其他 | 理想、创造力 | 理想过高 |
| 结论 | 心想事成 | 事与愿违 |

魔鬼：

关键词：欲望、束缚、物质主义、迷惑、诅咒、本能与欲望、限制、绝望。

魔鬼的正、反投射关键词

| 类别 | 正投射关键词 | 反投射关键词 |
|------|------------|------------|
| 恋爱 | 盲目的爱 | 快刀斩乱麻 |
| 工作 | 堕落 | 景气恢复 |
| 健康 | 重病 | 摆脱老毛病 |
| 娱乐 | 纵欲过度 | 心情开始转好 |
| 其他 | 被束缚 | 解放 |
| 结论 | 沉沦 | 东山再起 |

审判：

召唤、解放、再生、因果、复合、觉醒。

审判所描述的是生命是环环相扣的。

审判的正、反投射关键词

| 类别 | 正投射关键词 | 反投射关键词 |
|------|------------|------------|
| 恋爱 | 破镜重圆 | 无法挽回 |
| 工作 | 复兴、大逆转 | 举步维艰 |
| 健康 | 恢复健康 | 旧病复发 |
| 娱乐 | 返乡 | 幻灭 |
| 其他 | 公开的机会 | 坏消息 |
| 结论 | 东山再起 | 需在振作一段时间 |

宝剑首牌：

关键词：思想、理智、"我"是唯一。

宝剑首牌的正、反投射关键词

| 正投射关键词 | 反投射关键词 |
|---|---|
| 征服 | 失败而逃走 |
| 力量的胜利 | 破坏 |
| 超越困难而成功 | 引起麻烦的争端 |
| 主导权 | 障碍很多 |
| 具有攻击性 | 因逞强而找来灾难 |

宝剑十：

关键词：失败、结束、极端、苛责、危险、死亡。

宝剑十意味着在另一个开始之前某种状况的结束。

宝剑十的正、反投射关键词

| 正投射关键词 | 反投射关键词 |
|---|---|
| 破灭、惨败 | 一时利益 |
| 苦恼 | 瞬间成功的机会 |
| 希望绝灭 | 东山再起的希望 |
| 孤寂的 | 改善的可能性 |
| 悲惨的命运 | 隐藏的危机 |

## 十、塔罗的训练方法

1. 塔罗心灵沟通训练。

（1）观察力。

（2）感受表达力

（3）发现力。

（4）倾听力。

2. 6张代表性的牌：愚者、女教主、皇帝、死神、魔鬼、宝剑七。

（1）观察力训练。

你看到了什么颜色？

你看到了什么人物？

你看到了什么动物？

你看到了什么植物？

你看到了什么风景？

你看到了什么建筑？

你看到了什么符号？

（2）感受表达力训练。

你的感觉是什么样的？（情绪情感性词语或话语）

我看到了……（事实描述），让我感觉……（情绪情感的词汇）

他左手拿着白色玫瑰花，让我感觉很浪漫。

我看到他站在悬崖边还仰着头，似乎没有意识到危险，我真为他担心。

（3）发现力练习。

你觉得你的注意力在哪里？

你觉得你忽略了哪些地方？

你对自己或对他人有什么新的发现？

你对这张牌还有其他的感受吗？

你得到了哪些启发或思考？

我发现你（搭档）说到……的时候，眼睛里流露出……

我发现你说到……的时候，身体姿势是……

我发现你的注意力放在了……

（4）倾听力练习。

A 扮演说者，用五种情绪表达下面的话，仔细体会自己是怎么表达出五种情绪的；B 当听者，体会自己听到的感受是什么。

例如：

你怎么回来晚了？（愤怒、悲伤、指责、开心、担心）

倾听力自主训练表

| 牌名称 | 提问/引导 | 倾听能力 | 倾听效果 |
|---|---|---|---|
| 选 1 张牌或抽 1 张牌 | 1. 你看到了什么？ | 言语跟踪：特别注意对方话题的跳跃和转换，谁引发了它们？发现了什么特别的表示兴趣或者回避的转折词？对方在表达什么？ | |
| | 2. 你的感觉是什么？ | 注意关键词：对方话语中的关键词和重音语气词 | |
| | 3. 你联想到什么？（人、事件、什么人、什么事、什么年龄和时间） | 是抽象的一段话，还是具体事件？这个对话是否涉及具体细节？ | |
| | 4. 你直觉想到的关键词是什么？ | 如果对方如果常常用"我"开头表示，试图用"我"的陈述框架说明什么？ | |
| | 5. 这个关键词跟现实有怎样的连接？ | 自己或对方试图用"他人"的陈述框架说明什么？注意这个"他"和自己或对方的关系，以及来访者叙述"他人"的用意 | |
| | 6. 这个关键词跟你的有怎样的连接？ | "不一致"是不是你的盲点和对方的盲点？怎么对待？ | |
| | 7. 还让你想到什么？ | 注意对方行为有哪些不协调的地方，哪些问题的冲突最重要的 | |

## 模块二　大牌操作篇

### 一、塔罗心理咨询的分类

1. 按人数分。

（1）单人塔罗：在咨询师的引导下，通过一对一的塔罗探索，了解内在的世界、关系的世界。

（2）多人塔罗：在咨询师的引导下，通过一对多的塔罗探索形式，了解关系世界或内心世界，常见形式有亲密关系塔罗、亲子关系塔罗、家庭关系塔罗、小组活动塔罗等。

2. 按操作方式。

（1）单张塔罗：由来访者抽取一张进行解读。

（2）牌阵塔罗：在咨询师的引导下，借由古老的塔罗牌阵，按照固定的操作流程操作，进行自我探索或关系探索。

3. 按成长方向分。

（1）自我关系塔罗：探索个人内在关系。

（2）他人关系塔罗：探索自己与他人的关系。

## 二、大牌塔罗的解读与操作

大阿卡那牌又称为"大奥秘库"，提供原则上的指导、生命进程的启示以及解决问题的主要方法。它们代表了人最基本的、最关心的：你的主要感觉和动机。22 张主牌是塔罗牌的核心。每张主牌都象征着某种具有共通性的人类经验，它们代表着原型直接而贯通地描绘出人类精神世界的影响。22 张主牌就是心灵成长道路上的路标，从最初的意识开始，直到睿智与充实。

**现场练习：**

2～3 人一组，从一副塔罗牌中区分出 22 张大牌和 56 张小牌，分为 2 类，请再给 22 张大牌和 56 张小牌按照数字顺序排序。

小牌分为四种花色。小阿卡那牌是用来补足大阿卡那牌不足之处，大阿卡那牌指示的进一步细化了。其中由侍从、骑士、皇后、国王组成的人物牌，也称为宫廷牌。

以下为四组塔罗练习。

（一）人生之旅故事塔罗

1. 大牌人生故事练习。

A 以愚人外出旅行为故事的开端，讲述自己所看到的 22 张大牌人生之旅的故事。

2. 分享。

A 通过上面的环节分享自己对自己有哪些新的发现，或对生命有哪些感悟。

3. 倾听、核对。

B：通过你讲述的人生之旅故事塔罗牌，我感觉你是一个……（特质）的人。

4. 交换练习。

人生之旅故事塔罗参考：

大牌——愚人之旅：

塔罗大牌三分法：

愚人是一位游荡在外的小丑，受到一只狗的攻击，被狗攻击说明他对这个地方来说是陌生人。愚人只身在外，将要历经三部分灵魂开展他的神秘主义之旅。

第一组：1~7。

第一组是欲望灵魂，代表了包括贪与欲在内的对物质需求的渴望。

塔罗最开始的七张牌为：魔术师、女祭司、皇后、皇帝、教皇、恋人、战车。

第二组：8~14。

第二组代表激情灵魂的七张牌。激情的灵魂是对名誉、荣耀的追求与渴望，这种追求使得英雄需要直接面对死亡与艰难困苦。

在第二组中有这些牌：正义、隐士、命运之轮、力量、吊人、死神、节制。

第三组：15~21。

第三组表达的是理智的灵魂，虽然激情灵魂代表的是追求名誉的英勇精神，但仍算是"自利"的欲望，而理智灵魂的目标是真正的理解与平衡。理智灵魂不再渴望无节制的享乐、不再通过受苦来证明自己，取而代之的是对最终美德的追求——追求高境界智慧的审慎美德。

第三组里包含了魔鬼、塔、星星、月亮、太阳、审判、世界。

（二）人格整合塔罗

从大牌中选牌。

1. 现实塔罗牌。

咨询师洗牌、切牌；让来访者从塔罗大牌中选择 1 张代表自己工作的牌，对其提问：

（1）你可以描述一下这张牌吗？

（2）这张牌带给你什么样的感受？

（3）你喜欢/不喜欢它哪些地方？

（4）你觉得这张牌讲了一个怎样的故事？

（5）它与你现实工作有什么关联？

按照以上顺序依次再选择代表家庭（或爱情）、生活（或人生）的牌进行提问，并把 3 张牌并排放置。

2. 潜意识塔罗牌。

（1）让来访者再从大牌中抽出来对应的 3 张塔罗，放在 3 张相应现实塔罗下方。

（2）咨询师解析。咨询师对来访者进行提问，根据前面讲过的正投射、反投射、关键性信息，对来访者的塔罗进行启发。

3. 理想塔罗牌。

（1）从塔罗牌中挑选 3 张自己向往的工作、家庭、生活塔罗，放在相应现实塔罗的上方。

（2）咨询师参考现实塔罗进行提问。

4. 分享：通过上面的解析，你对自己有哪些新的发现？你的搭档有什么发现？

5. 交换练习。

| 理想塔罗 1 | 理想塔罗 2 | 理想塔罗 3 |
|---|---|---|
| 现实塔罗 1 | 现实塔罗 2 | 现实塔罗 3 |
| 潜意识塔罗 1 | 潜意识塔罗 2 | 潜意识塔罗 3 |

人格整合塔罗摆法

（三）约哈里窗塔罗

由美国社会心理学家约瑟夫·勒夫特和哈里·英格拉姆提出，并以两个人的名字命名。

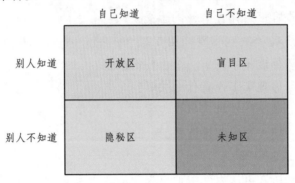

约哈里窗塔罗摆法

每个人的约哈里窗的模式都是有区别的，心灵之窗随着个体人际关系中表现出的自我公开和他人反馈的程度分为大小不一样的 4 个领域，即分为 4 种类型。相应将人也分为 4 类典型：

（1）开放型；

（2）主张型；

（3）慎重型；

（4）孤立型。

约哈里窗塔罗练习：

1. 来访者选择 1 张塔罗牌，代表公开的自己（开放区），并分享原因。

2. 从大牌中，让来访者选择 1 张代表自己的牌，背面朝上（隐秘区）。

3. 咨询师选择 1 张能够代表对方塔罗的牌送给对方，代表他人眼中的自己（盲目区），并分享原因。

4. 询问来访者上面开放区和盲目区两张牌的异同点，以及带来的感受。

5. 开牌。打开隐秘区牌，揭露隐藏的自己，咨询师询问为什么选择这张牌，隐藏了什么，为什么要隐藏这些，如果不隐藏会有什么样的后果。

6. 抽取一张大牌，代表未知的自己。

咨询师提问：① 你可以描述一下这张牌吗？② 这张牌带给你什么样的感受？③ 你喜欢这张牌吗？如果喜欢，喜欢它哪些地方？如果不喜欢，不喜欢它哪些地方？④ 你觉得这张牌讲了一个怎样的故事？⑤ 如果这张牌代表未知的自己，你觉得它想提示你哪些方面的信息？（未知区）

7. 牌阵故事。从大牌中选择一张，代表整合的自己，放在 4 张牌的正中。咨询师询问为什么选它，想整合些什么，邀请其讲述一个关于自己的人生故事。

8. 拍照、小结（来访者小结、咨询师小结）。

（四）时间线塔罗

将过去牌、现在牌、未来牌摆成六格阵。

（1）选 1 张牌和抽 1 张牌。咨询师提问：① 为什么选择这张牌？② 你可以描述一下这张牌吗？③ 这张牌带给你什么样的感受？④ 你喜欢这张牌吗？如果喜欢，你喜欢它哪些地方？如果不喜欢，你不喜欢它哪些地方？⑤ 你觉得这张牌讲了一个怎样的故事？⑥ 请你用几个词语来描述你的过去。为什么是这几个词语？⑦ 你是如何看待过去的呢？

（2）翻开抽牌，隐藏牌，进行解读。咨询师提问：① 你可以描述一下这张牌吗？② 这张牌带给你什么样的感受？③ 你喜欢这张牌吗？如果喜欢，你喜欢它哪些地方？如果不喜欢，你不喜欢它哪些地方？④ 你觉得这张牌讲了一个怎样的故事？⑤ 你觉得这张潜意识过去牌，提示了你什么？

（3）现在、未来的操作同上。

（4）小结、建议。

（5）拍照、祝福。

| | | |
|---|---|---|
| 过去塔罗 1 | 现在塔罗 1 | 未来塔罗 3 |
| 潜意识塔罗 1 | 潜意识塔罗 2 | 潜意识塔罗 3 |

时间线塔罗摆法

## 模块三　小牌操作篇

（一）小牌故事塔罗

1. 从 4 组小牌中选择 1 组进行练习。

A 结合 14 张小牌（选择圣杯组、宝剑组、权杖组、星币组中的 1 组）和自己的人生，讲述一个属于自己的故事。

B 提问：

（1）这个故事的主题是什么？

（2）这个故事让你联想到了些什么？

（3）你对这个故事的哪些地方感到满意或不满意？

（4）这个故事给了你哪些启发或提示？

2. 倾听、观察。

B 通过 A 讲述的人生故事，分享自己觉得 A 是一个……（特质）的人。具体说明哪些地方体现出来？

交换练习。

各组代表的含义如下：

权杖组——代表火元素。

火元素特质：象征能量、狂热、行动、活力、生命力与喜欢接受挑战、征服、追求目标等。对于权杖型/状态的人或物而言，拥有一个目标比完成它更重要。像火一样，权杖型的人以渴望与行动来接近生命，以挑战、新视野与冲突为燃料。没有行动，权杖型的人会变得忧郁。因为缺乏行动的状态不符合权杖型的经验，他们有时会无法忍受别人不行动。

圣杯组——代表水元素。

水元素特质：水不会自寻挑战或冲突，任何与他人的冲突都是自己内心冲突的反映。圣杯代表爱、想象、被动的创造力、和谐以及通过情感来理解人生。圣杯的典型态度是通过爱来给予和接受，一般还可以指一个人的本性。水元素告诉我们：爱是通往心灵满足的途径。无论是付出还是接受爱都很重要，因为感恩和满足他人的需要同样重要。

宝剑组——代表风元素。

风元素的特质：宝剑可以带来痛苦，也可以带来理解力。这组牌代表了想法、理念、信仰及态度。宝剑的类型是思考每一种行动可能造成什么后果。和现实世界比起来，心智可能会造成更多的痛苦和悲伤，因为我们对现实世界的直觉决定了我们所看见的东西。宝剑是双刃剑，既容易伤到他人，也容易伤到自己。你的思想和信念会影响到你周遭的人，他们也同样影响着你。宝剑型的人思维敏捷且词锋锐利。

星币组——代表地元素。

地元素的特质：象征真实、物质的东西，喜欢大自然，崇尚实际，喜欢生意往来、活在当下、脚踏实地。星币型的人对于自己的身体更能处之泰然，更会好好地照料自己的健康，通常显得健康、活泼、脚踏实地。星币每一个点都代表身体的一部分（头、双臂和双腿），垂直向上的点象征控制身体热情的心智，包围星币的圆圈代表为了容纳这颗星的能量。

（二）宫廷牌练习与操作

1. 王后牌提问。

（1）同为王后，4 张王后牌带给你的感觉有哪些不同？

（2）你比较喜欢哪一个？你喜欢她身上的什么特质？

（3）你比较不喜欢哪一个？你不喜欢她身上的什么特质？

（4）你觉得自己像哪一个王后？

（5）你期待自己像哪一个王后？

（6）如果你是孩子的妈妈，你了解在孩子的心中是哪一个王后？

（7）如果你是别人的妻子，你了解在你的另外一半心中是哪一个王后？

（8）如果你是别人的女儿，在你父母的心中是哪一个王后？

（9）如果你是别人的领导，在你下级或同事心中是哪一个王后？

4组王后的特质分别如下：

权杖王后——火中之水。火性的人会积极地寻找目标，水性的人则是通过欲望、深思熟虑和耐心将机会拉向自己。向日葵象征她的活力和积极的态度；黑猫象征着她的直觉，可以保护她免于伤害；宝座两侧的狮子代表她内在的力量。她是一个积极而自信的人，有很强的销售能力和充沛的热情，她喜欢行动胜于思考。

圣杯王后——水中之水。基本特质是情感和想象力丰富，有足够的成熟度，可以从灵感中产生具体的结果。她的脚浸在水中，王座置于陆地，为她的梦想成真提供了强有力的支持。她显得温柔又细心，但眼神专注，这意味着一种坚强的意志。她带着爱心和怜悯行事，常常展现出浓浓的家庭感情，属于相当安静的典型，什么事都听，但说得很少。这些能力使她适合从事咨询、心理学、社会工作、照顾、协作、医疗以及任何创造性的工作。通常人们愿意相信她，并把她的沉默解读为允许他们说出困扰他们的事。

宝剑王后——风中之水。理性的、思虑清晰、有耐性。悬挂在她左手腕处的坠饰暗示她必须利用她的剑（心智）来砍断束缚。她身旁有许多云雾围绕着，头位于云的上端，暗示她能够超越生命中情感的起伏不定。她的思虑相当敏捷，是一个优秀的组织者，也是一位在人性领悟方面相当机灵的审判者。她给予美好而明智的忠告，这是她根据自己痛苦经验的深刻记忆而来的。宝剑王后所代表的这个人适合从事教学、管理、生意的经营或顾问、咨询（比较接近一种知性的层面）、人事管理。她可能也会喜欢政治、医药、法律、科学研究、出版、编辑、校对或任何要动脑的工作。

星币王后——土中之水。水和土的组合显现她有能力静下来，好好地感受内在的成功。她以身体为荣，并细心照顾它。土型人一般来说都很会照顾自己的生活和健康。她们会注意节食和运动，经常接触大自然，身处乡野时会觉得很自在。植物和动物对她而言特别有吸引力。她具有稳定而耐心的特质，喜欢规律的生活，喜欢让植物欣欣向荣。她以一种务实的方式把个性的力量和情感的理解结合起来。作为一个伴侣，她喜欢抚摸对方以及被对方抚摸。

2. 国王牌提问。

（1）同为国王，4组牌带给你的感觉有哪些不同呢？

（2）你比较喜欢哪一个国王？你喜欢他身上的什么特质？

（3）你比较不喜欢哪一个国王，你不喜欢他身上的什么特质？

（4）你觉得自己像哪一个国王？为什么呢？

（5）你期待自己像哪一个国王？为什么呢？

（6）如果你是孩子的爸爸，你在孩子心目中是哪一个国王？

（7）如果你是别人的丈夫/男朋友，你在你妻子/女朋友的心目中是哪一个国王？

（8）如果你是别人的儿子，你在你父母心目中你是哪一个国王？你周围有谁身上具有你最喜欢以及最不喜欢的国王的特质？

（9）如果你是别人的领导，你在你下级或同事心目中是哪一个国王？

（10）你在你朋友的心目中是哪一个国王？

（11）如果你与陌生人交流，你在陌生人眼里是哪一个国王？

4组国王牌的特质分别如下：

权杖国王——火中之土。一个热诚、有活力、坚强，有时独断并且直言不讳的人。适合从事销售或任何以目标为趋向的工作。他为人诚实、积极而坦率，而且经常愿意接受新的挑战。土型人喜欢可确知的事物，而且一旦投入时间和努力就会要求具体的成果。权杖国王代表用自律和耐心获得成功。自律可以让他超越自己，让他有充分的时间和体力来掌握更好的机会，去完成已着手之事。他是一个已经能够驾驭内心之火的人，而且由于土的影响，已经产生正面、明确的结果。

圣杯国王——水中之土。暗示通过创造和情感上的训练而获得成功。

最棒的决定都是基于他大胆的直觉，他很有耐心、创造力，深沉而敏锐，他将杯子放在靠近自己的地方，因为他知道这些特性的价值。他要先确定能获得尊重，然后才会和你分享他自己。他对任何需要创意的领域都很在行，如写作、绘画、表演、建筑、音乐或水中的工作。他也会从事咨询、心理学、考古、哲学、宗教等。在现实事业中，他可能成绩中等，但他的心将会一直处于对创意的追寻。圣杯国王展现了深度的理解力，他的感情已经成熟到能够清楚地考虑别人和自己的需求，而且常常以家庭及环境中的共同参与感为荣。

宝剑国王——风中之土。代表一个拥有自制能力的成熟男人。他深知规划的价值、思考和行动结合的重要性。他是一个拥有清晰实用构想的人，他可能会太偏重实际思考，对于那种未经合理化的感情则会显得无所适从。他是一个思想和目标都有条不紊的人，也是一个很好的组织者，倾向于从事管理他人的工作。他热衷于逻辑和实用主义，总是让有目的的思考占满自己的脑子。就实际的角度来看，他的建议是值得遵循的。他喜欢从事法律方面的工作，也适合医药、科学、教学、传播、商业顾问等工作。

星币国王——土中之土。星币国王暗示通过务实的努力获得物质上的成功。这个国王代表成功的生意人或专业人士，是脚踏实地而又成熟的人。他个性稳健、可靠且保守，并能尽力履行其承诺，谨慎地负起应负的责任。他凭借着稳定的步伐，以及认真的实践来实现成功。他很识时务，可以做很好的生意管理者。他要求别人做的事通常自己也做得到。他善于处理金钱和物质性的事物，他知道自己是活在一个物质世界当中，物质上的舒适可以让人生旅途迥然不同。当脾气失控时，食物通常足以抚慰他，不过他通常是很有耐心的。

3. 骑士提问。

（1）同为骑士，4组骑士带给你的感觉有什么不同？

（2）你比较喜欢哪一个？你喜欢他身上的什么特质？

（3）你比较不喜欢哪一个？你不喜欢他身上的什么特质？

（4）如果你是孩子的妈妈或爸爸，你眼睛中的孩子是哪一个骑士？

（5）如果你是别人的女儿/儿子，你在父母心中是哪一个骑士？

（6）如果你是别人的下属，你在领导或同事的心目中是哪一个骑士？

4组骑士的特质分别如下：

权杖骑士——火中之火。骑士戴着头盔，身穿铠甲全副武装，代表他随时作战的状态。盔甲外面黄色的外衣象征他的地位和胜利的可能。头盔上的红缨似一团火，身后更像有一团火焰正在燃烧，象征着强烈的勇气和热情。骑士的马是红色的，跃蹄前奔的姿势，象征着勇往直前。权杖骑士代表积极、热情的年轻人，有勇往直前的态度和喜爱征服的一切的个性。他喜欢坦诚而非圆滑，他的沟通方式是直截了当的。他带着火一般的气息前进，既自信勇敢，同时也无法避免过犹不及、有勇无谋、爱冒险、鲁莽、傲慢等。

圣杯骑士——水中之火。骑士端坐于马背上，手举着象征执着的圣杯，深情注视。火与水元素的融合，意味着他在感情和行动之间做出决定，让事情充分发展或寻找新机会。圣杯暗示来自某人的供给，可能指情感上的奉献，或某种更为实际的事物。他通常是心底平和、温柔而细心的人。两性关系中，他有一种与生俱来的亲近或亲密的需求，他找寻的伴侣是那种可以与之分享自己梦想的对象。

宝剑骑士——风中之火。风驰电掣的骑士手挥宝剑勇往直前，整个画面洋溢着一股昂扬向上的力量。骑士虽然性急而容易失去理智的力量，但是进取的精神可嘉。他代表风元素中火的部分，是思想和行动的组合。宝剑骑士通常代表一个年轻人，不按照常理出牌、缺少耐心、思维敏捷。他在思想、言谈和行动上都很急躁，总是急着要冲向某些新事物，对事情的可行性往往毫无估计就开始行动。所以这张牌也暗示一个快速的动作或出其不意的行为。他是天马行空的思考者，很少在你预料的地方结束谈话，因为他的思想老是跳来跳去。

星币骑士——土中之火。骑士身姿稳健地骑在一匹黑马上，左手握着缰绳，右手平稳地托起一枚星币，他神色坚定，戴着头盔，披着铠甲，外表冷静，卓尔不凡。红色铠甲说明了坚硬外表下火热的另一面。星币骑士是所有骑士牌中最严肃的，也是相当安静的。他想要很明确地知道所投资的时间、努力、体力及星币会给他怎样的回报。星币骑士通常指的是强化你的计划，并朝确定的目标迈进。它意味着为了实现一个目标而努力工作。稳健而认真的计划是星币骑士的标志，他信守承诺，喜欢做计划，并沉醉在他的计划中，而且会毫无倦意地朝他的目标努力。他喜欢稳定或可预料的事情，而且宁愿忍耐一种困难的状况，也不愿意去改变它。

4. 侍从提问。

（1）同为侍从，4组侍从牌带给你的感觉有什么不同？

（2）你比较喜欢哪一个，你喜欢他身上什么特质？

（3）你比较不喜欢哪一个，你不喜欢他身上的什么特质？

（4）如果你是孩子的妈妈或爸爸，你眼中的孩子是哪一个侍从？

（5）如果你是别人的女儿/儿子，你在父母心目中是哪一个侍从？

（6）如果你是别人的下级，你在你的领导或同事心目中是哪一个侍从？

4组侍从的特质分别如下：

权杖侍从——火中之风。双手捂着权杖，白色的帽子象征他的纯洁，上面插着红色的羽毛，让人联想起愚人头上的羽毛，所以可以想象权杖侍从的天真、不稳定、不成熟，但他的神态很是认真。他穿着金色的衣服，象征着他的地位不俗，拥有天赋的力量，衣服的里面是红色，象征他内心的热衷和勇敢。他有点古怪，同时也是活泼的。塔罗牌的侍从可以形容孩子或任何22岁以下的人。

圣杯侍从——水中之风。侍从叉着腰，站在蔚蓝色的大海前，高兴地看着圣杯中的鱼。他的天真让人想到善良无邪的孩子。他感情丰富，富有爱心，是爱和温暖、亲密的象征。圣杯侍从代表水元素中的风元素：通过思考、梦想或冥想等方式来接近情感，或其他任何类似的被动方式来进行心灵的学习或发展。

宝剑侍从——风中之风。骑士双手举剑，表情坚毅，背后晴空万里，充满着昂扬的气氛。双手持剑，含有一定的防御意味。侍从双脚离地甚远，表示一种生活的态度，即要求通过梦境和思想让自己从现实中抽离出来。宝剑侍从暗示一个心思活泼、容易沉浸于灵感中但想法并不实际的年轻人。事业分析上，它可能代表创意和梦想会帮助你，有时候也暗示你对某个方案仍然处于幻想的阶段，所以在你判断自己的想法是否可行之前，你需要先回到现实当中来。

星币侍从——土中之风。绿色的衣衫象征旺盛的生命力，他头戴着厚重的红色帽子，双脚坚定地站立在地面上。手中握有一枚绚丽的星币，那是他所着迷的东西。星币侍从意味着努力学习。星币侍从描述的是一名认真的年轻人，正在专注于长远目标上。侍从通常代表通过学习一门课程，或通过在工作中学习而发挥了自己的能力。有时候也可能暗示对于正在学习的科目，你需要变得更专注，更重视学习的成果。

用宫廷塔罗可进行夫妻关系练习。

丈夫之旅：

妻子从国王牌中选择 1 张代表丈夫的塔罗，送给丈夫（代表妻子眼中的丈夫），并分享原因；

丈夫从国王牌中选择 1 张代表自己的塔罗，并分享原因。

妻子之旅：

丈夫从王后牌中选择 1 张代表妻子的塔罗，送给妻子（代表丈夫眼中的妻子），并分享原因；

妻子从王后牌中选择 1 张代表自己的塔罗，并分享原因。

希望之旅：

妻子从大牌中选择 1 张代表自己希望的丈夫的形象牌，赠送给丈夫，并分享原因；

丈夫从大牌中选择 1 张代表自己希望的妻子的形象牌，赠送给妻子，并分享原因。

幸福之旅：

选牌：夫妻双方每人挑选 1 张塔罗牌（大牌），代表自己对未来的期待；

幸福之家搭建法：按照双方商定的顺序，搭建一个幸福之家，并分享这样搭建的原因。

## 模块四　牌阵塔罗

1. 问题探索塔罗牌阵。

操作方法如下：

（1）先选 1 张牌代表目前状况，特别是最近自己最困惑的事，分享为什么选这张牌作为代表。接着再选 2 张小牌作为补充。

（2）再选 1 张牌代表因素，分享出现这种情况的原因是什么，为什么选择这张牌？再选 2 张小牌代表这种情况出现的具体原因，包括主观原因和客观原因。

（3）抽取一张牌，代表未来趋势。再抽 2 张小牌进行补充。

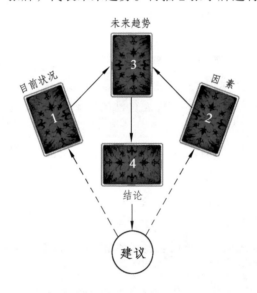

提问：

你可以描述一下这张牌吗？

这张牌带给你什么样的感受？

你喜欢这张牌吗？如果喜欢你喜欢它哪些地方？如果不喜欢，你不喜欢这张牌的哪些地方？

你觉得这张牌讲了一个怎样的故事？

如果这张牌代表未知的自己，你觉得它想来提示你哪些方面的信息？

（4）选择 1 张牌代表结论，分享从上述 3 个环节中自己有什么启发或收获。

（5）小结或建议。再抽 2 张小牌进行补充。

（6）拍照结束。

2. 两难选择牌阵塔罗。

（1）来访者现在存在的难题。

（2）来访者拥有的第一个选项 A。

（3）来访者拥有的第二个选项 B。

（4）选择 A 会造成的影响。

（5）选择 B 会造成的影响。

延伸：

（1）没有 A 造成的影响。

（2）没有 B 造成的影响。

（3）既没有 A 又没有 B 的影响。

（4）综合考虑的选择。

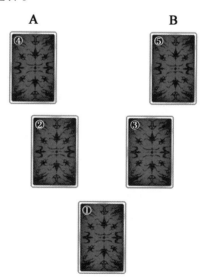

# 技术三　绘画技术

## 模块一　房树人篇

### 一、房树人画图概述

房树人测验是一种心理上的"自画像"，测验者在绘画中总是把最重要的特征描绘出来，即将自身的心理特征再现。

1. 施测工具。

铅笔、白纸、橡皮。

2. 色彩。

想要进一步了解来访者的情绪、情感、气质方面的表达，可以建议其使用水彩笔或者彩色蜡笔。

3. 绘画者的不同态度。

积极配合：① 反复涂改、加重线条；② 内容多、时间长；③ 附文字说明。

消极配合：① 绘画时间过短；② 内容不完整；③ 大量留白。

4. 常见问题。

（1）"我不会画。""我画不好。"针对这种情况，可以予以鼓励。绘画心理分析，不在于美术的美感，而在于内心真实意愿的表达。

（2）"我可不可以画楼房、城堡、庙宇、高楼大厦等其他内容？"面对这类提问，可鼓劲对方画他想画的任何事物。

（3）如果画的内容过分简单或与实际观察到的不一致怎么办？面对这种情况，咨询师应带着一颗好奇心，去探寻绘画者的想法。

### 二、房子投射测验

**现场练习：**

在你的面前有一张白纸、一支铅笔和一块橡皮，现在请在这张白纸上画一座房子，什么样的房子都可以。

1. 施测方法。

（1）从来访者开始画就进行观察，而不是画好之后。

（2）观察来访者画出的图形是否有特殊的表达。

（3）记录来访者画图的时间。

（4）注意来访者画图时的情绪变化和肢体动作。

2. 解释方法。

（1）根据民族习惯、生活背景等来解释。

（2）就来访者图中的内容进行解释，不乱猜测。

（3）多询问来访者。

（4）必要时辅助其他投射测验的结构。

3. 进行必要的提问（视情况全问或选择部分）。

（1）画的是几层楼，几间？

（2）这栋房子是什么材质做的？

（3）那是你的家吗？（如对方回答不是，要追问是谁的？）

（4）这个家离你近还是远？

（5）这是个温暖幸福的家吗？

（6）关于这个家你还要什么想告诉我的？

（7）现在是什么天气？

（8）门前的路是用来干什么的？

（9）烟囱是用来干什么的？

4. 必要的识记点。

（1）先画房顶的人，可能压制、拘谨、自我控制。

（2）过分强调地面，可能在安全感方面有问题。

（3）整体图形偏左或者门朝向左，可能退行，对未来逃避、厌恶。

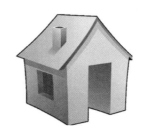

房子在图的上部代表精神世界。

房子在图的左部代表自我、过去、内在的生活、被遗忘的东西。

房子在图的右部代表发展、将来、期望的东西。

房子在图的下部代表物质的、潜意识的、稳定的。

（1）小孩子会以纸边为地基线或者画出地基线，这在成年人则是一种退行。

（2）过分强调墙面代表"虚弱"的表达。

（3）整体位置排列如下：

| 角落 | 偏上 | 角落 |
|------|------|------|
| 偏左 | 居中 | 偏右 |
| 角落 | 偏下 | 角落 |

房树人的整体位置（九宫格）

房树人在图中位置偏上：喜欢幻想。

房树人在图中位置偏下：注重现实，恋母，不自信，对安全较为关注。

房树人在图中位置偏左：怀旧，留恋过去。

房树人在图中位置偏右：憧憬未来

房树人在图中位置偏角落：退缩，抑郁或者焦虑。

房树人充满画面：基本上都是外向的，活动能力比较强。

（4）房屋局部的代表性。

房顶代表精神领域。

地基部分代表安全感、稳定性。

门窗代表人际关系。

房屋中间部分代表人际防御、家庭容纳性。

## 绘画心理咨询

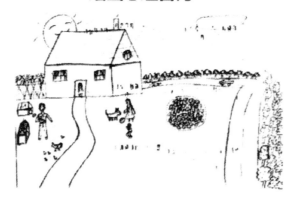

（5）常见的房屋类型。

① 普通民居代表常态、安全感。

② 高楼或大厦代表追求卓越、自尊心强。

（6）不同风格的房屋。

① 中式代表传统、做事认真。

② 西式代表幻想、天真烂漫。

### 三、树木投射测验

**现场练习：**

画树测验是投射测验的一种，通过一个人对树木的描绘进行分析，了解他的人格特征。

1. 必要提问。

（1）这是一棵什么树？

（2）这棵树长在什么地方？

（3）这棵树树龄有多大？

（4）这棵树长得怎么样？

（5）如果用性别表达，这棵树更像是男性还是女性？

（6）这是什么季节？

（7）这棵树朝向什么方向？

（8）这是一棵树呢，还是很多树中的一棵？

（9）这个画面上有风吗？（如果有）从哪个方向吹来的？

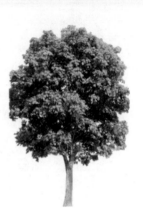

（10）这是一棵健康的树吗？

（11）这棵树需要什么？要为它做些什么？

（12）关于这棵树你还有什么思考？

上部（树冠）代表精神领域。

左边代表过去、既往生活经历、退行。

右边代表将来、未来。

下部（树干、树枝）代表现实世界、安全感。

2. 知识点。

如何划分树的分布？以树干为中心分成左、右两部分。不同类型的树代表不同意义。

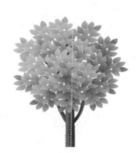

圣诞树：可能期待着某些事物；对现实的不满；含有浪漫的成分。

散步型树枝：存在不明确的目标，并渴望将以某种形式来呈现自己的目标。可能对很多活动都有兴趣，但却没有统一、完整的主题目标。

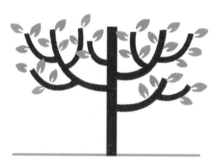

　　树的不同形态代表不同含义。在画树测验中，把树冠向左方画出的人，可能象征着他们的压抑与嫌恶。完全没有画出树的相关部分或其他内容，也是心理上的一种退行。

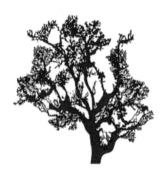

　　一般情况下，被测者所描绘的树的效果应该是和谐的、有机的整体。

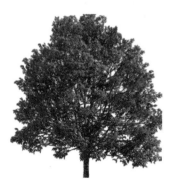

大部分孩子喜欢画苹果树，成年人画苹果树是一种退行、心理上的幼稚化。

果实也可以代表结果、目标、有利益、完成结果。

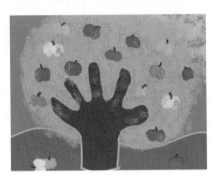

树根的大小、粗细与个体的生命力的强弱密切相关，当然树根的状态还与个体的安全感有关。

心理有疾病的人往往树根画得比树的其他地方大，这是一种对安全感、稳定性的强调。

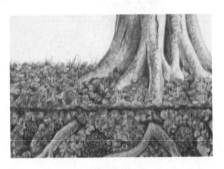

3. 树的主题。

常青树：充满活力；落叶树：感到自己受外界压力影响。

具体树种分析：

松树：上进心强，同时自我控制，循序渐进，女性较男性化。

白桦树：较敏感。

椰子树：内向、优柔寡断。

柳树：女性较追求完美，男性较女性化。

树疤、洞穴：曾有心理创伤，不安，冲突。

阳光照树：情感欲求得不到满足，追求权威人士的温暖支持（需要求证）。

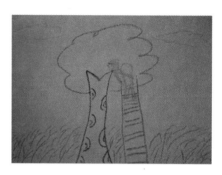

4. 树木分析。

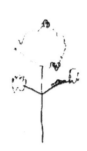

受到伤害的树冠

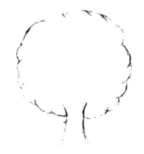

充满生机的树冠

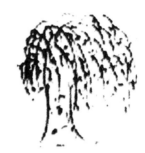

朝向未来的树

折断的树的象征意义如下：

（1）严重心理创伤所导致的无沟通能力。

（2）焦躁不安的情感混杂状态。

（3）严重的伤害引起的强烈的压抑感。

（4）接受过良好的训练后，重新开始发展的状态。

（5）严重的伤害，巨大的心理挫折（被砍伐的程度）。

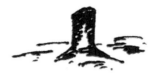 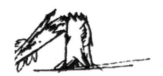 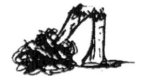

折断的树

## 四、人物投射测验

**现场练习：**
请画一张自画像。

（一）作用

1. 可作为智力测验的一种。
2. 作为精神病诊断的一种工具。
3. 用于正常人的心理评估、治疗和辅导。

（二）如何操作

1. 看标题。
让绘画者给绘画作品取的名字。

2. 看整体。
（1）从最醒目的地方看起；
（2）整体思考；
（3）寻找极端表现；
（4）找出不寻常的地方。

3. 看大小。
（1）过大（大于2/3）：强调自我存在、活动过度、狂妄、幻想攻击。
（2）过小（小于 1/4）：自卑、害羞、焦虑不安、不适应、内向、退行、无力感、自尊心弱。

4. 看位置。
偏上：喜欢幻想。
偏下：注重现实，恋母，不自信，对安全较为关注。
居中：自我意识较强，以自我为中心。
偏左：怀旧，留恋过去。
偏右：憧憬未来。
画在角落：退缩，抑郁或者焦虑。
充满画面：基本上都是外向的，活动能力比较强。

（三）画人测验的人格分析

（1）画出来的人物基本上反映的是描绘者的自我现实像，包括他们在心理和生理上的各种信息。

（2）也可能代表着自己的理想像，希望自己具有画中人物的形象。

（3）画人的先后顺序不同代表不同含义。

① 躯干→四肢→其他

可能社会适应性差、存在人际关系问题。

行为缺乏计划性、性情冷漠。

② 眼睛、鼻子、五官→脸部轮廓→其他

人际交往中比较注意别人的情绪变化，敏感、多疑、恐惧。

（四）局部的特殊意义

1. 手部涂黑、画得很差，可能有罪恶感、道德性焦虑（需求证）。

2. 过分注重脚或脚趾描绘。

可能有性变态倾向、对性的关心、性相关的内在矛盾、冲突（需求证）。

3. 画漫画人物或简化人（火柴人）。

警惕、掩饰、不愿表达自己真实的想法。

4. 画裸体人。

可能有性方面的问题

5. 面部特征。

其他部分表现为攻击但表情平和：避免冲突、隐蔽内心敌意。

不画表情：内向。

强调轮廓线：渴望改善人际关系。

侧面：敌意、自我主张。

过分详细地画：对人际关系及自我表现过度关心。

6. 眼睛。

闭眼或无眼：自恋，对外界有敌意。

眼大珠小：幻视，或者内心冲突，警惕敏感。

目光刺人：敌意。

睫毛：注重细节美，渴望被重视。

目光迷惘：思考混乱。

7. 嘴、鼻子、耳朵的表达。

（1）鼻子可能和性方面有关。

（2）嘴巴。

过分强调嘴或者牙齿明显：容易出口伤人攻击性。

一字型嘴：压力、自我主张、坚强、冲动。

（3）耳朵。

不画耳朵：可能比较固执。

过分强调耳朵：敏感、多疑、警惕、不信任。

8. 其他。

描绘人物像的手及手臂放在身后：被测者与人不能进行良好的人际交往，在表面上采取逃避的态度或讨好别人的态度，但在实质上可能具有潜在的攻击性，具有被动攻击性人格。部分被测者对用手的动作有罪恶感（道德性焦虑的表现）。

人物描绘出口袋：显示被测者心理方面的未成熟性，依赖性强，可能物质上不能自我满足或爱情方面不满足。

人物像描绘女性的腰：对腰的描绘要具体分析，描绘中女性人像的腰主要涉及养育机能、生殖机能，腰细而胯大提示性功能旺盛，可能希望有良好的生殖机能和养育能力，身心健康。

显示出的体格强壮方面的信息，强壮者显示男子气十足，精神动力旺盛，外向、外向、活动性强；下部的描绘显示的可能是性机能是否发达，也提示着对生殖力的追求。


## 五、房树人统合投射测验

**现场练习：**

请选择画笔在 A4 纸上任意绘制一幅含有房子、树木、人物的画，其他没有限制。

（一）绘画提问技术

（1）你能给图画起一个名字吗？可以分享一下这样命名的原因吗？请你简单介绍一下你的这幅画。

（2）看着这幅画，你的感受是什么？它让你联想到什么？

（3）你最满意/喜欢这幅画的哪个地方？不喜欢哪个地方？为什么？

（4）这幅画里面有人吗？是谁？什么性别？与你有什么样的关系？多大年龄？画中人在做什么？在想什么？心情怎么样？健康/幸福吗？他们最希望做什么？

（5）这是什么树？它（们）长在什么地方？树龄有多大？长得怎么样？如果用性别表达，这棵树更像是男性还是女性？朝向什么方向？这幅画上有风吗？（如果有）从哪个方向来吹的？这健康吗？这树需要的是什么？你要为它（们）做些什么？关于这棵树（这些树）你还有什么思考？

（6）画的是几层楼，几间？这栋房子是什么材质做的？那是你的家吗？（如回答不是要追问是谁的）这个房子离你近还是远？这是个温暖幸福的家吗？房子里面有人吗？有的话会是哪些人呢？关于这个房子你还有什么想告诉我的？如果不是你家的房子，会是谁家的房子呢？现在是什么天气？

（7）现实性提问：你觉得你自己是怎样一个人？你的优点和缺点是什么？别人是怎样评价你的？你和他人的关系怎么样，尤其是夫妻和亲子关系？你对你现在的生活满意吗，满意的地方有哪些，不满意的地方有哪些？你对你未来有什么样的期望？

（8）通过画这幅画你有什么样的启发或收获？

（9）祝你……相信你一定可以……

（二）房树人统和图分析

（1）看标题：每个人起的名字不一样，聚焦的点也不一样。

（2）看大小。

统和图画过大（大于 2/3）：强调自我存在、活动过度、狂妄、幻想攻击。

画得过小（小于 1/4）：自卑、害羞、焦虑不安，不适应、内向、退行，无力感、自尊心弱。

（3）看远近。

远——弱化。

近——现实化。

（4）看整体。

房子、树、人物描绘良好，具有立体感和活动性人物，场景显得自然、协调。

从这可推测家庭环境良好，对自我具有确切的把握，人际关系较好，身心状态良好，人格完整。

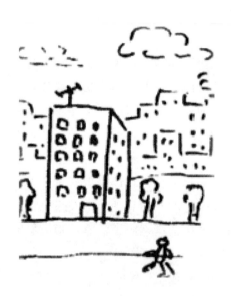

房树人 1

描绘房子、树、人物图像左右过分对称，具有刻板性的表达。

从这可推测存在强迫观念或行为，情感冷淡，与人保持一定距离，具有心理压抑和过分理智化倾向。

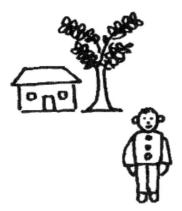

房树人 2

（5）看 2 个关键点：能量点和问题点。

（6）看色彩。暖色调还是冷色调、色彩的搭配是否违和等。

（7）看象征意义。参考树、房、人。

（三）绘画中的色彩心理学

绘画中最基本的元素是线条和色彩，在心理分析中，绘画中的色彩是一种可见的情绪，表达了作者的喜怒哀乐。

（1）情绪越强烈或者绘画者对情绪的控制能力越差，越倾向于使用多种颜色。

（2）在绘画中使用红色和黄色越多，表明绘画者真实作答的可能性会越大，即掩饰越少。

（3）较多地使用蓝色和绿色，则明明处于较高的自我控制水平，掩饰性较强。

（4）而棕色和黑色则反映了对情绪的自我压抑状态。

（5）绘画越是将某种颜色加重，一次次重复画，越反映出焦虑的情绪。

（6）色彩搭配反常，越反常越说明心理健康的情况越差。

（四）儿童绘画的秘密

孩子的想象力非常丰富，他们并不一定会如实描绘自己看到的一切。他们也许不会画青山和碧海，而是画出红色的山和绿色的海。总之，孩子会自由地发挥想象力，运用丰富的色彩描绘自己的世界。然而，如果把太阳画成灰色，把人的脸涂成紫色或者黑色，则说明孩子心中可能隐藏着一些问题。大部分孩子都会把心情投射到绘画中人物的肤色和太阳的颜色上。观察孩子如何使用颜色和如何涂鸦对研究孩子的心理具有非常重要的意义。

（1）过度使用黑色或者紫色说明孩子可能出现了生理或者心理方面的问题，需要家长关注了。

（2）一般情况下孩子会使用红色或者橙色等暖色系来自由地表达自己的心情。

（3）长期受到压抑的孩子则可能会使用过多的冷色系。

（4）过度使用红色，可能是充满敌意或者缺乏关爱的孩子身上常见的表现；过度使用黄色也是，同样也是缺乏关爱的表现。

## 模块二  画框式主题绘画篇

### 一、画框式主题绘画心理咨询技术

操作步骤：

（1）画框。让来访者先在 A4 纸上按照 1cm 或 0.5cm 绘制边框，或者折成暗含边框的格子，要求来访者在边框内作画。

（2）作画。每一幅画作都有明确的主题规定，聚焦在困扰来访者的具体问题或问题背后的成因。

（3）提问。来访者作完画后，参照传统绘画心理分析的问话技术，向来访者提问，从而让来访者通过作品和咨询师的提问达到深入自我、解决问题或缓解症状的目的，从而促进来访者的自我成长和人格整合。

（4）小结。来访者/咨询师做分析性小结。

## 二、房树人投射技术

（一）镜中人投射技术

操作步骤：

（1）画框。让来访者先在 A4 纸上按照 0.5cm 绘制边框，要求来访者在边框内作画。

（2）作画。让来访者在 A4 纸上画框内画一面镜子；镜子中间再画上一个人（或请画出镜子中的自己）

（3）提问。咨询师围绕画面进行相关提问（参考房树人的相关知识）。

（4）小结：来访者/咨询师结合心理学知识和绘画知识进行小结。

画人测验的人格分析：

（1）测验中，画出来的人物基本上反映的是描绘者的自我现实像，包括他们在心理和生理上的各种信息；也可能代表着自己的理想像，希望自己具有画中人物的形象。

（2）如何操作分析：

① 整体性思考：正负性、内容、空间布局、笔触、色彩等。

② 突出性思考：从最醒目的地方看起/寻找极端表现/找出不寻常的地方。

③ 画人的先后顺序。

躯干→四肢→其他：可能社会适应性差、存在着人际关系问题；行为缺乏计划性、性情冷漠。

眼睛、鼻子、五官→脸部轮廓→其他：人际交往中比较注意别人的情绪变化，敏感、多疑、恐惧。

（二）照片框人格投射画

操作步骤：

（1）让来访者先在 A4 纸上按照 1cm 或 0.5cm 绘制边框，要求来访者在边框内作画。

（2）让来访者在 A4 纸上画框内画一个照片的外框，代表一幅挂在墙壁上的照片，再补充照片里面的内容。

（3）然后进行相关的提问与解析（参考房树人的相关问题进行提问与解析）。

### 三、人生九宫格技术

（一）操作步骤

（1）让来访者将 A4 纸折成九宫格，再按照虚线用笔描实线，要求来访者在边框内作画。

（2）完成后，给每幅画起一个名字，再给 9 幅画起一个名字。

（3）选择另外一种颜色的笔，按照每幅画面对自己的影响，比较积极正向的画面打√，比较消极负性的画面打×，数一下√和×的数量。

（4）选择另外一种颜色的笔，从 9 幅画中挑选出对自己影响最大或成为自己人生关键点的一幅画，在旁边画一个★。

（5）选择另外一种颜色的笔，试想如果时光可以倒流，你最想改变的一幅画面是哪幅？或者说你最遗憾的是哪幅？请在旁边画上一个○。

（6）在背面画一幅代表自己未来的图画。

（7）和搭档或在小组内分享以上内容。

| 5 | 4 | 3 |
|---|---|---|
| 6 | 主题 | 2 |
| 7 | 8 | 1 |

人生九宫格示意图

（二）迁移

还可以画爱情九宫格、职业规划九宫格、人际关系九宫格等。

（三）重点分析

（1）整体性分析。

（2）起始格和未来格。

（3）创伤格：自我认同创伤/未完成事件（心结）/补偿心理。

## 四、三"我"图绘画技术

（一）操作步骤

（1）让来访者将 A4 纸折成三宫格，要求来访者在边框内作画。

（2）从左到右，依次在纸上画出 3 个"我"（过去的"我"、现在的"我"、将来的"我"）。

（3）分别概括 3 个"我"的特征，包括外形特征和内在特征。

（4）采用塑形三"我"演示（空椅子三"我"）。

（二）塑形三"我"步骤

（1）选择 3 个人代表不同的自己。

（2）以现在"我"为核心定点，排列 3 个"我"的位置和顺序（过去"我"蹲下、现在"我"站立、将来"我"站凳子上）。

（3）主角分别与 3 个"我"展开对话，表达自己想对 3 个"我"说的话。

（4）主角与 3 个扮演者拥抱或握手表示感谢。

（5）主角分享自己的体验。

| 过去的自我 | 现在的自我 | 未来的自我 |
| --- | --- | --- |
| 特征 1 | 特征 1 | 特征 1 |
| 特征 2 | 特征 2 | 特征 2 |
| 特征 3 | 特征 3 | 特征 3 |

## 五、心灵瓶人格投射技术

（一）操作步骤

（1）让来访者将 A4 纸折成六宫格，要求来访者在边框内作画。

（2）作画。

① 第一幅画：用现在心灵瓶人格投射技术想象出这个场景——你在山边走路，突然出现一个魔法师，把你抓住放进了一个有魔力的壶里/瓶子里，请画出这个场景。

要求：给这幅画起一个名字；请写出此刻你在瓶子里的心情怎么样，在做什么、想什么？

② 第二幅：现在想象出这个场景——现在，你在这个壶中待了一天一夜，你有怎样的感受？你在做什么？你在想什么？你的心情怎么样？请画出这个场景，并取一个名字，回答上述问题。

③ 第三幅：现在想象出这个场景——时间不知不觉间已经过了三天三夜了，这时你有怎样的感受？你在做什么？你在想什么，心情怎么样，请画出这个场景。

④ 第四幅：现在想象出这个场景——3 个月过去了，这时你有怎样的感受？你在做什么？请画出这个场景。

⑤ 第五幅：现在想象出这个场景——6 个月过去了，这时你有怎样的感受？你在做什么？请画出这个场景。

⑥ 第六幅：现在想象出这个场景——1 年过去了，这时你有怎样的感受？你在做什么？请画出这个场景。

⑦ 将 A4 纸翻面，请发挥想象，给这个故事增加一个结局。

| 第一幅 | 第二幅 | 第三幅 |
|---|---|---|
| 第四幅 | 第五幅 | 第六幅 |

（二）分享并讨论分析

1. 你理解的瓶子是什么象征意义？

2. 自己应对的方式是怎么样的？

3. 你内心最渴望和在乎的东西是什么？

## 六、压力圈技术

操作步骤：

1. 让来访者将 A4 纸折成两半，并按照 1cm 绘制边框，要求来访者在边框内作画。

2. 压力圈。

（1）左手拿一只自己不喜欢的颜色笔，根据自己最近一个月整体压力的大小，在 A4 纸的左侧画一个圈。压力越大，圈也可以画得越大。然后给大圈打一个分：100 分是压力最大；80 分以上是压力非常大；60 分以上是压力比较大；50 分是压力一般般。分数越小压力越小。

（2）请继续以左手在大圈内画小圈，主要包括工作压力圈、家庭压力圈（含家庭关系）、其他压力圈。按照你打的分数。重新分配，并在圈内写上工作的分数。家庭的分数、其他的分数。

（3）和搭档或在小组内分享为什么打这几个分数，以及它们代表的具体含义和背后的原因。

（4）老师带领学员做释放压力的伸展动作，同时呼吸。想象自己的手上有个压力球，举过头顶，扔出去，越远越好。

3. 幸福圈。

（1）把 A4 已经画过的左面对折遮住，在右侧右手画画。重新选择一支或几支自己喜欢的笔，根据最近一个月对自己生活的满意度或幸福感打分，100 分为最满意，分数越少越不满意、越满意圈越大，画一个圈并打分。

（2）按照前面的经验，重新按照工作、家庭、其他满意度的分配打分。

（3）和搭档或在小组内分享为什么打这几个分数，以及它们代表的具体含义和背后的原因。

4. 展开 A4 纸，形成相互映照的两个圈，请和搭档分享自己看到这两个圈有什么感受或启发。

5. 在这 2 个圈上任意画画，形成一幅自己比较满意的作品，然后和他人分享，也可以折成纸飞机放飞。

## 七、家庭动物图技术

1. 让来访者将 A4 纸折成两半，要求来访者在边框内作画。

2. 原生家庭图。

（1）在 A4 纸左侧上，按照进门口的顺序，画一幅童年的饭桌，用动物代替你的原生家庭的家庭成员，以及表示他们吃饭时候的场景。

（2）给图画取一个名字，在括号里，用三个词语描述你的家庭氛围。

（3）回答以下问题。

① 分享自己的图画及家庭氛围。

② 这种座位排序带给你的感受是什么？

③ 分享每种动物的优点、缺点及对自己的影响，好的和不好的。

3. 现在家庭图。

（1）在 A4 纸的右侧，按照进门的顺序，画一幅现在就餐的饭桌，用动物替代一起吃饭的家庭成员；如果未婚，可以想象最近一次自己回到老家后座位的顺序。

（2）分享：自己的图画及家庭氛围，现在的家庭图座位带给你什么样的感受？家庭成员的优点和缺点以及对自己的影响。

4. 对比两幅画之间的相似点和不同点，分享不同点的原因，以及两幅画带给自己什么收获或启发。

## 模块三　自由绘画篇

### 一、什么是绘画心理咨询

绘画是一种非语言的表达，我们可以从个体的绘画作品中了解他的内心世界、了解他的情绪、了解他的人格特征。

绘画心理咨询是一种投射技术，是艺术治疗的一种，它提供给来访者一种非言语的表达和沟通机会；通过绘画的方式使来访者释放不安的情绪，传递出个人目前的需要与情绪，经过分享与探讨，使其人格获得整合。

## 二、绘画心理咨询的历史

### （一）初期阶段

（1）19 世纪末对儿童绘画的关注。

（2）20 世纪初，弗洛伊德精神分析理论理论和荣格心理分析理论兴起。

（3）20 世纪初，以波特（1921）为代表开始对儿童绘画分期。

### （二）中期阶段

（1）20 世纪初，古德纳芙（1926）的"画人测验"作为智力测评手段。

（2）20 世纪 40 和 60 年代，巴克和哈默提出来得"房子-树-人绘画投射测验（House-Tree-Person Test，简称 HTP）。其中巴克率先在美国《临床心理学》杂志上系统论述了 HTP 测验。

（3）20 世纪中期，开始把绘画用于心理治疗中。

### （三）深化阶段

（1）20 世纪中期后，绘画形式扩展"家庭动力绘画"学校动态绘画"等更丰富的形式。

（2）20 世纪中期后，绘画治疗作为一种心理咨询加治疗的方式开始蓬勃发展。绘画治疗作为一种艺术治疗形式，在临床疾病的辅导治疗中效果显著，尤其是精神疾病、癌症等临床疾病。

（3）我国 20 世纪 80 年代后开始起步。

## 三、绘画心理咨询的原理

### （一）绘画原理

（1）投射理论：个人内在心理特征的投射。

（2）精神分析理论：潜意识和意识的综合呈现。

（3）色彩心理学理论。

### （二）绘画功能

（1）诊断评估：初始诊断与疗效评估。

（2）心理咨询：减压、宣泄、疗愈、人格整合。

（3）自我探索：自我成长。

（三）主要理论

（1）心理投射理论。
（2）精神分析理论。
（3）色彩心理学理论。

## 四、绘画心理咨询的类别

按照颜色分：黑白绘画和彩色绘画。

按照限制分：自由绘画和主题绘画。

按照参与人数分：个体绘画和团体绘画。

以下对自由绘画和主题绘画进行详细说明。

1. 自由绘画（非主题绘画）。

（1）对来访者的绘画没有任何要求，来访者想怎么画就怎么画，不做任何限制。

（2）绘画过程。

（3）画完后，遵循绘画咨询的问话技术，咨询师向来访者提问。

（4）来访者/咨询师进行分析小结，帮助来访者达到领悟或启发。

优点：来访者自由发挥的空间大，没有想象的限制。

缺点：增加咨询师分析的难度，对于具体心理问题的针对性疗效不强，很难聚焦。

2. 绘画（命题绘画，限定性绘画）。

有限定性内容，即规定了主题，对于绘画内容做了规定或部分规定。

优点：对心理问题的疗愈更有针对性和聚焦性，易于心理咨询师分析掌握。

缺点：可能会限制来访者的思维，不利于来访者长远目标的实现。

## 五、自由绘画心理咨询操作步骤

**现场练习：**

1. 指导语。请从彩笔中选择任意颜色的笔在 A4 纸上作画，想画什么就画什么，没有时间限制。

2. 作画过程。

3. 命名。让来访者给绘画作品起一个名字，并询问取这个名字的原因。

4. 介绍。让来访者介绍他的作品。

5. 初步评估。根据整体解读原则，对于来访者的绘画作品做一个初步评估。

6. 画面提问。就来访者的画面进行深入了解和探索。

7. 现实提问。从来访者的绘画主题和内容延伸到来访者的现实世界。

8. 综合评估与解析。根据与来访者的讨论交谈，对来访者本人做一个综合评估；结合画面主题、内容、笔触、色彩等相关绘画心理知识进行解析。

9. 画面重塑。根据来访者的意愿，询问来访者是否愿意修改绘画作品，可以增加内容或擦除内容。

10. 咨询小结。来访者小结与咨询师小结。

11. 拍照祝福。

## 六、绘画心理咨询的解析技巧

（一）绘画的解读原则

1. 整体性解读。

（1）正向画面、负向画面（整合性、充实性、动力性、流畅性）。

（2）正投射区域和反投射区域。

2. 突出性解读。

（1）能量点：房、树、人、水源、车辆、飞机、轮船、水果、食物。

（2）问题点：冲突、局促、不协调、混乱、无序、分裂、空旷、阻塞、缺乏能量、缺乏沟通。

（二）绘画的分析角度

主题绘画分析要点：

（1）主题性质分析：绘画可以简单地分为积极主题和消极主题。

（2）内容分析：从绘画的内容进行分析。绘画者关注哪个方面的内容，他/她就会着重描述哪方面的内容，如爱情、工作、家庭、自由、大自然等。

（3）投射分析：每一幅画都有现实"写实"的客观描述称为正投射，也有与现实"相反"的内心渴望和希望的描述，称为反投射。

（4）空间分析：从绘画的空间布局、事物大小进行分析。

（5）命名分析：从绘画的命名上进行分析。

（6）笔触分析：从绘画的粗细、大小、笔力、涂抹等分析。

（7）联想分析：向绘画者进行提问，对有关绘画产生联想。

（8）关键点分析：从画面中具有突出性特征的地方进行分析，寻找能量点或问题点。

（9）色彩分析：从作品颜色进行分析。

自由绘画分析要点：

（1）看性质：绘画可以简单地分为积极主题和消极主题。

（2）看主题：绘画者关注哪个方面的问题，他/她就会描述哪方面的问题，如爱情、工作、家庭、自由、大自然等。

（3）看投射：每一幅画都有现实"写实"的客观描述称为正投射，也有与现实"相反"的内心渴望和希望的描述，称为反投射。

（4）看结果：一幅画分析不是要点，重要的是在于"重塑绘画"，或者在"重塑"中寻找到解决问题的方法。

## 七、绘画心理咨询中常用问话技术

（一）有关人的问话

1. 他是男性/女性？

2. 他/她多大？

3. 他/她是谁？

4. 他/她和你的关系是什么？

5. 他/她在做什么？

6. 他/她的心性怎么样？

7. 他/她是否健康幸福？

8. 他/她希望做什么?

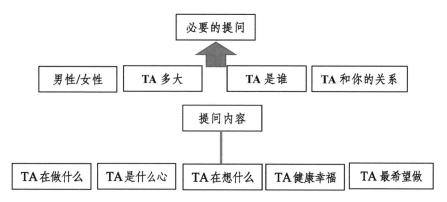

（二）有关树的问话

1. 这是一棵什么树?

2. 这棵树长在什么地方?

3. 这棵树树龄有多大?

4. 这棵树长得怎么样?

5. 如果用性别表达，这棵树更像是男性还是女性?

6. 画面上是什么季节?

7. 这棵树朝向什么方向?

8. 这是一棵单独的树还是很多树中的一棵?

9. 这幅画面上有风吗?（如果有）从哪个方向吹来的?

10. 这是一棵健康的树吗?

11. 这棵树需要的是什么，要为它做些什么?

12. 关于这棵树你还有什么思考?

（三）有关房子的问话

1. 画的是几层楼，几间?

2. 这栋房子是什么材质做的?

3. 那是你的家吗?（如回答不是要追问是谁的）

4. 这个家离你近还是远?

5. 这是个温暖幸福的家吗?

6. 关于这个家你还有什么想告诉我的？

7. 现在是什么天气？

（四）有关画面感的问话

1. 你记得第一个你画的是什么？最后一个画的是什么？

2. 整个画面中你最满意的是哪部分？

3. 你觉得哪个部分对你意义最大，为什么？

4. 你最喜欢的地方是哪里，为什么？

5. 在整个过程中，有没有在哪里觉得卡住了，或停下来了，为什么？

6. 你觉得有什么需要补充的吗？或者你觉得还有什么没有表现出来吗？

7. 画面中有你自己或什么能代表你自己？为什么？

8. 完成作品后，你有什么感觉？

9. 如果选择 2 个物品对话，你会选哪 2 个？它们之间会说些什么？

10. 如果让你自己就画面提问，你会提什么问题？答案又是什么？

11. 这个画面和你的现实生活有哪些联结或相似的地方？

12. 从这个画面你有什么样的收获或启发？

（五）现实性提问参考

1. 怎么称呼你呢？

2. 请问现在和你生活在一起的有哪些家庭成员？你们的关系怎么样？

3. 你现在的工作或生活怎么样？

4. 你觉得自己最大的优点和缺点是什么？

5. 别人是怎么评价你的？

6. 你是如何看待你自己的？

7. 你的人际关系怎么样？

8. 最近有什么事情让你烦恼吗？

9. 你采用了哪些方式去面对？

10. 如果你的烦恼解决了，你的生活会发生什么样的改变？

11. 如果让你选择接纳，你会接纳你生活中的什么？

12. 如果给自己一个希望，你最想实现什么愿望？

## 八、绘画心理咨询的注意要点

1. 咨询师的第三只眼睛：时而在绘画中，时而在现实中，具有能进能出的能力。画面性提问与现实性提问相结合，带着一颗好奇心顺畅自然地衔接，如同行云流水般顺畅自然。

2. 咨询师的力量：陪伴的力量 + 引领的力量。

3. 咨询师的技术：澄清 + 呈现；跟随 + 引导：先跟后带。

4. 绘画心理咨询可以单独使用，也可以和其他咨询技术联合使用；使用绘画心理咨询的能力仍然取决于心理咨询师在常规心理咨询经验和技术方面基础。

5. 忌讳：看着别人的画，说着自己的话，脱离了核对的过程。

# 第三单元　心理授课——体验式讲师工作坊

所谓"体验"是指设计一些活动、练习、游戏、演练或者直接进行个别辅导来让学员体验、分享并从中学习。在体验式讲师工作坊中，笔者将讲授心灵之家体验式授课要求：全员性、互动性、体验性、实用性。

全员性，即全员参与。例如，集体/小组朗读（讲故事）、小组游戏（做某一些动作、小组讨论（解决问题）、集体/小组画一幅画（写作）、小组角色扮演。

互动性，即老师与学员的互动，学员与学员的互动。师生互动：一个同学回答、几个人做示范、小组做展示。生生互动：学员讨论、小组体验、小组游戏、小组扮演、全班互动。

体验性，即以学员体验得出结论或反思。身体体验：呼吸、伸展动作、放松动作、练习、写、画等体验。情感体验：唱、念、哭、笑、开心、悲伤、愉悦、痛苦、冥想、听音乐等体验。关系体验：接触、分离、依靠、疏远、怨恨、仇视、冷漠等体验。

实用性，即以解决实际问题、学到实用技术为目标。学到新的知识点，扩展新的认知，释放负性情绪或打开一些过去的心结，产生新的愉悦的情绪体验；学到新的方法，可以在日常生活中运用。

## 第一课　体验式授课标准

### 一、风采展示

（一）选择讲师

1. 个人风采展示，每人一分钟，在台上做一个简单的自我介绍，并

发表竞选讲师演说

2. 如果你支持谁，就请拉谁的衣服。

3. 得票最多的人分享感言。

4. 同时询问选择他/她的人选的原因。

他/她选择理由（参考）：

（1）外在：看+听。

看着装、看外形：干净，整洁，大方，得体，优雅，有气质。

裤兜：不装东西、不挂钥匙、饰品不超过三件。

听声音：声音有节奏感、富于变化。

（2）内在：感受。

性格：有亲和力、温暖、热情等，有气场。

有水平：讲得有内容、有条理、有深度、有启发、有收获。

（二）展示要求

1. 课前准备。

场地、矿泉水（拧开盖子）、场地，话筒，笔，纸，提前 30 分钟到场。

呼吸+积极姿势（训练）。

2. 内容。

言之有物（内容实用）。

言之有情（气氛活跃）。

3. 风格。

性格、气质、经验、知识、口语表达等。

根据自己的风格与对象确定，没有好坏。

放下 100%的美好，做 75%的讲师。从理论上人有 4 种气质类型：胆汁质、多血质、粘液质、抑郁质。每种气质类型各占 25%。无论是哪一类讲师，总有一种气质类型和他/她完全相反而不喜欢他/她的风格。

（三）授课效果的因素

1. 授课讲师的能力经验高低。

2. 授课主题（内容）与讲师的匹配度。

3. 授课对象：学员的状态和身心准备。

4. 授课环境：客观物理环境，如场地大小，是否有话筒、投影等。

## 二、课程标准

### （一）何为体验式

所谓"体验"是指创设一些情境，让学员全身心地参与其中。通过参与，如身体练习、演练、游戏、角色扮演、集体朗读等，达到情绪、行为和认知上的新的感受和变化，从而产生新的体验，促进个人内在的成长。

### （二）心灵之家体验式授课特点

讲课源于生活，又高于生活。

全员性：即全员参与。

实用性：从学员需求出发，立足解决实际问题，学到实用知识、技术、方法为目标。

互动性：老师与学员互动，学员与学员互动。

体验性：学员通过体验得出结论或反思。

## 三、讲师自评

评分标准："几乎总是"计 5 分，"通常情况下是"计 4 分，"有时候是"计 3 分，"通常情况下不是"计 2 分；"几乎从不是"计 1 分。

自评表

| | 评价内容 | 得分 |
|---|---|---|
| 授课内容 | 1. 授课前能精心准备课程内容，做到内容翔实，案例丰富 | |
| | 2. 课程的整体结构完整，课程逻辑性强 | |
| | 3. 课程内容之间的衔接和联系顺畅自然，一气呵成 | |
| | 4. 开场导入引人入胜，不仅贴合主题，同时给学员以思考启发 | |
| | 5. 课程收尾余音绕梁，帮助学员总结回顾，同时呼吁行动 | |

| | | |
|---|---|---|
| 授课内容 | 6. 能用与课程内容贴切的故事和案例辅助教学，帮助学员理解课程 | |
| | 7. 课程内容主次明了，突出重点和关键词 | |
| | 8. 能运用综合手段使课程通俗易懂，易于学员理解和接受 | |
| | 9. 用概念和关键词提炼课程观点和结论，方便学员记忆和传播 | |
| | 10. 能用案例、素材、证据等证明课程的观点和论点，被学员认可、接受 | |
| 授课形式 | 1. 授课时，我能时刻关注学员的听课状态，当发现学院兴趣低落时，能采用各种成人教学手法提高学员学习的兴趣和积极性 | |
| | 2. 能综合采用各种教学手段鼓励学员参与，如大型研讨、提问、现场演练、游戏、视频教学、念PPT、记笔记、开心金库等各种方法 | |
| | 3. 适时用幽默消除学员和老师之间的隔阂和紧张感 | |
| | 4. 我会以听众乐于接受的方式进行培训授课 | |
| | 5. 在授课一开始或与陌生学员刚接触时，授课重点不在于授课内容，而在于和学员建立关系和信任感 | |
| | 6. 以可与听众产生共鸣的话题开始授课，通过故事案例等由浅入深，慢慢将学员引导到新的知识点和授课内容上 | |
| | 7. 能够积极引导学员提出各类问题，让学员思考和回答，增强课程的互动性 | |
| | 8. 授课的内容和节奏并不是固定的，每次授课根据学员的实际情况和听课的反应调整进度和时间 | |
| | 9. 运用幻灯片或其他媒介作为演讲辅助工具，不会让幻灯片显得比本人还重要 | |
| | 10. 讲话时知道如何运用节奏、音调和音量来表现讲述内容的细微差别和变化 | |

请分别汇总两者的得分，并对照下图察看自己授课所处的区间。

授课形式得分

50

45

40        第一象限精彩区

第三象限欢乐区

35

30

0   5   10   15   20   25   30   35   40   45   50

                                    授课内容得分

20

15

第四象限游离区            第二象限沉闷区

10

5

0

## 四、专业形象

（一）如何应对紧张

1. 身体放松法：呼吸放松法。

2. 认知调节法：紧张是正常的，紧张说明自己态度重视。

3. 降低要求法：我只要和大家分享我所知道的就可以了，我不是来教别人的！

4. 自信心暗示法：对比台下的观众，我知道的心理学知识肯定比他们要多！

（二）塑造导师专业形象

不专业的五个表现：着装不专业、攻击同行、内容不熟悉、举止不专业、语言不专业。

塑造专业形象的五个原则：符合讲师身份、符合现场环境、尊重自己和他人。

要传递积极信息、推崇和赞美别人。

3 分钟原则：前 3 分钟一定要吸引到学员的注意力。

要求：

（1）抬头、挺胸、收腹、目视观众、全身肌肉保持紧张。

（2）立定，双脚要靠近，双脚的距离一定要窄于双肩，自然即可。

（3）手的姿势：高不过头，低不过腰。手指向内弯曲，避免食指指人，避免双手握成拳头。

（4）形体要正，五点一面。脚后跟、小腿腹、腚部、肩部、后脑勺五个部位要保持在一个平面上。

（5）注意移动范围。定点，固定在某个点。定区，固定在某个活动区域。移动，横向纵向三分之二的幅度。

（6）永远不要背对学员。

（三）家庭作业

设计一个课程大纲（思路）。

要求：修改自己以前的一个课件，要求符合体验式授课特征，即全员性、互动性、体验性、实用性四个要求。

## 第二课 课程内容设计

### 一、课程名称设计

（一）现场练习（组内交流）

1. 每个人设计一个课程名称（或曾经讲过的一个课程名称）。
2. 互相展示自己的课程名称。
3. 组间投票决出最佳名称。
4. 优胜者分享。

（二）课程名称设计要求

1. 明确的培训对象。
2. 明确的培训主题。

一级标准：简单明确有内容。

二级标准：生动活泼有感染力。

## 二、体验式课程设计

### （一）课程设计要素

1. 客观要素。

（1）对象（人）：根据对象设计课程。

（2）内容（事）：根据主题设计课程。

（3）环境（物）：根据客观环境设计课程。

2. 主观要素。

（1）讲师能力、知识、经验。

（2）讲师的个人风格。

### （二）课程设计与课程表达的比例

初级讲师——8∶2。

中级讲师——5∶5。

高级讲师——3∶7。

### （三）传统的授课式课程与体验式课程的区别

1. 授课式课程设计结构及思路：是什么？为什么？怎么办？

（1）情绪主题讲授式传统授课大纲举例。

① 情绪是什么？

② 情绪出现的原因？

③ 情绪出现后怎么办？

（2）心灵之家初级授课大纲举例（针对性）。

① 员工常见的负性情绪。

② 员工负性情绪出现的原因。

③ 员工情绪的自我调节技巧。

（3）心灵之家中级授课大纲举例（吸引性）。

① 走进情绪——员工常见负面情绪的表现。

② 探秘情绪——员工常见负面情绪出现的原因。

③ 调节情绪——员工常见负面情绪的八大自我调节技巧。

（4）心灵之家高级授课大纲举例（实用性）。

调节情绪——员工常见负面情绪的八大自我调节技巧。

2. 体验式课程设计结构及思路。

三段式：讲师示范演练、学员现场学习、讲师的概括小结。

四段式：讲师展示示范、学员互动体验、学员讨论反思、讲师概括提炼。

五段式：讲师示范展示、学员互动体验、学员讨论反思、讲师概括提炼、学员练习迁移。

六段式：讲师展示示范、学员互动体验、学员讨论反思、讲师概括提炼、学员练习迁移、学员心得分享。

七段式：主题破冰游戏、学员讨论反思、讲师展示示范、学员互动体验、讲师概括提炼、学员练习迁移、学员心得分享。

八段式：课前主题破冰游戏、学员讨论反思、讲师展示示范、学员互动体验、讲师概括提炼、学员练习迁移、学员心得分享、讲师小结祝福。

（1）结束仪式。

不当结尾举例。

① 借口时间到结束，匆匆结束，或还没有结束。

② 由于时间关系"自杀式"结尾（自我否定或过分谦虚）。

③ "因为我是第一次上台……"

④ 有头无尾式。

结束仪式常用的2种方法：

① 呼应总结式结束（总结、游戏、动作、朗读、归纳、名言、故事等）。

② 提升祝福式结束。（放飞、激扬、向上、展望、赞美、祝福等）。

（2）冯勇老师课程设计思路六步法。

① 得到主题，课前调研。

② 百度文库，占有资源。

③ 筛选文库，选好模板。

④ 重新架构，突出体验。

⑤ 换位思考，美化精简。

⑥ 着重实用，课堂活鲜。

3. 体验式课程示范。

（1）眼神和手型。

2个人一组，A主动邀请B，A的双手在下，B的双手放在A的手心上。请你用充满爱与关照的眼神盯着对方的眼睛。

（2）言语赞美。

A：B，你好，我喜欢你，是因为你……

B重复：A，你好，我听见你说你喜欢我，是因为我……

给对方3个赞美后交换表达，最后互相拥抱一下。

（3）讲师小结。

在平时日常生活中，要注意身体语言和语言的使用，注意眼神+手势+正向言语，你就更容易成为一个受欢迎的人。

传统讲师与体验式讲师的区别

| 项目 | 传统讲师 | 体验式讲师 |
|------|---------|-----------|
| 目标 | 培训/记住 | 学以致用 |
| 思维方式 | 发散，以培训主题为中心 | 聚焦，聚焦关键问题的改善 |
| 核心 | 讲师和主题 | 学员的需求 |
| 关注点 | 我能讲什么？ | 学员可以带走什么？ |
| 特点 | 力求大而全 | 强调针对性和试验性 |

授课式课程与体验式课程的区别

| 课程类别 | 授课式课程 | 体验式课程 |
|---------|-----------|-----------|
| 认知目标 | ★★★ | ★ |
| 能力目标 | ★★ | ★★★ |
| 情感目标 | ★ | ★★ |
| 适用环境 | 大课、讲座 | 小课、沙龙、分组 |

### 三、常用体验式课程设计方法

（一）常见体验式课程设计

1. 案例/问题教学法。

案例展示/问题提出、讲师提问、学员讨论并发表、讲师点评总结、重新练习。

2. 角色扮演法。

确定培训目标、构想问题情境、决定扮演角色、选择扮演者/观察者、实施扮演、讨论/评估角色、讲师点评总结、重新练习。

3. 视频教学法。

视频导入/观看、讲师提问、学员讨论/发表、讲师点评总结、情景模拟。

（二）课程的内在结构

1. 递进式（是什么？一为什么？一怎么办？）。

2. 并列式（如人际沟通方法1、人际沟通方法2）。

3. 递进+并列式。

（三）课程结构时间分配

（1）第一部分：开场10%。

（2）第二部分：正文80%。

第一方面：非重点20%。

第二方面：次重点30%。

第三方面：重点50%。

（3）第三部分：结尾10%。

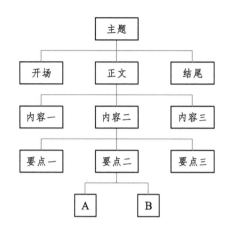

## 四、体验式课程评估

### （一）课程评价

轻课：课程很有亲和力，关系很融洽，在兴奋区。

中课：既有体验，又有知识，学到一定内容，得到一定成长。

重课：挑战学员的舒适区，直面学员的痛点，使学员得到启发和成长。

### （二）培训常见的两个极端

1. 沉闷型：正式场合、学术会议、报告、知识型学习。

2. 过于活跃型：轻松场合、亲子场合、儿童培训、体验沙龙、放松训练。

3. 理想型：介于两者之间，兼有全员性、互动性、体验性、实用性。内容丰富，形式多样。

### （三）课程评估标准

课程评分表

| 类别 | 内容 | 分数 | 自评 | 他评 |
|------|------|------|------|------|
| 讲师 | 外在形象：穿着得体、举止大方 | 1～10分 | | |
| | 语言表达：通俗易懂、音量变化 | 1～10分 | | |
| | 精神状态：自信自然、平和稳定 | 1～10分 | | |

| | | | | |
|---|---|---|---|---|
| 内容 | 结构性：结构合理、过渡自然 | 1～10分 | | |
| | 主题性：切合主题、主次分明 | 1～10分 | | |
| | 实用性：符合需求、实用性强 | 1～10分 | | |
| 形式 | 新颖性：形式多变、气氛活跃 | 1～10分 | | |
| | 互动性：参与性强、体验深刻 | 1～10分 | | |
| | 积极性：主动参与、积极投入 | 1～10分 | | |
| 收获 | 参与活动的总体收获 | 1～10分 | | |

**课后练习：**

设计一个体验式课程（2分钟课程展示），包含标题、授课对象、授课思路大纲、授课效果评估。

## 第三课　授课的基本准备

### 一、体验式课程开发模型：ADDIE 模型

1. A——分析。

讲师自我分析+对象需求分析。

2. D——结构。

体验式课程设计理念。

3. D——内容。

通识性课程：情绪管理、人际沟通、亲密关系、亲子关系、心理健康。

专业性课程：沙盘、塔罗牌、绘画等。

4. I——实施。

体验式讲师基本能力训练；

体验式讲师风格打造。

5. E——评估。

三级课程评价标准。

## 二、讲师自我分析与课程需求分析

### （一）讲师自我分析——能力分析

| 名称 | 具体要求 1 | 具体要求 2 | 具体要求 3 |
|---|---|---|---|
| 表达性能力 | 有内容；逻辑思路清晰；有启发性 | 有感情；声音抑扬顿挫；有美感 | 有价值；具有实用性；定律：实用为王 |
| 通识性能力 | 能够讲授大众心理类课程 | 能够讲授专业心理类课程 | 能够结合大众需求和心理专业进行授课 |
| 风格性能力 | 能够讲自己擅长而其他人不擅长的心理类课程 | 能够结合大众需求和个人专业特长进行授课 | 能够自主开发创新性课程：内容创新+形式创新 |

注意扬长避短：讲自己擅长的，讲自己熟悉的，讲自己有把握的。

### （二）讲师自我分析——性格分析

| 类型 | 名称 | 导向 | 特点 | 授课优点 | 授课缺点 | 改进 |
|---|---|---|---|---|---|---|
| D 型 | 力量型 | 外向+任务（注重行动，以任务为中心） | 外向、行动、乐观 | 重点突出、观点明确、善于控场 | 生动不足、压力太大 | 加：互动、形式<br>减：压力、强势、自我、绝对化 |
| I 型 | 活泼型 | 外向+任务（注重生活和社交，以社交为中心） | 外向、多言、乐观 | 生动活泼、亲和力强、形式丰富 | 思路混乱、容易跑题、重点不明 | 加：重点突出、逻辑性、准确性<br>减：形式、笑话、故事 |
| S 型 | 和平型 | 内向+社交（注重人的感受和想法，以社交为中心） | 内向、旁观、悲观 | 和风细雨、思想深邃、气氛和谐 | 控场不足、观点不明 | 加：重点、自信、声音、形式、控场<br>减：枝叶、谦虚、不确定 |
| C 型 | 完美型 | 内向+任务（关注工作任务的完成，以任务为中心） | 内向思考悲观 | 思路清楚逻辑严密内容翔实 | 重点不明、内容复杂、应变不足 | 加：观点、互动<br>减：数据、案例、证据 |

（三）讲师自我分析——状态分析

讲师有三种自我状态：

（1）父母状态。

（2）成人状态（为主）。

（3）儿童状态。

每一种状态都是因场合和对象的不同而不同。

（四）课程需求分析——对象分析

| 内容 | |
|---|---|
| 授课时间 | |
| 授课地点 | |
| 交通指引 | |
| 对接人联系方式 | |
| 授课时长 | |
| 授课人数 | |
| 人群特点：年龄、学历、职业、性别比例、职位 | |
| 报名方式（自愿/统一安排） | |
| 授课设备：（话筒、电脑、投影仪、A4纸、笔、饮用水） | |
| 授课主题 | |
| 授课目的/需求 | |
| 授课风格 | |
| 授课建议 | |
| 场地照片 | |
| 其他补充 | |

## 三、讲师表达力基本训练

### （一）舞台功法九部曲

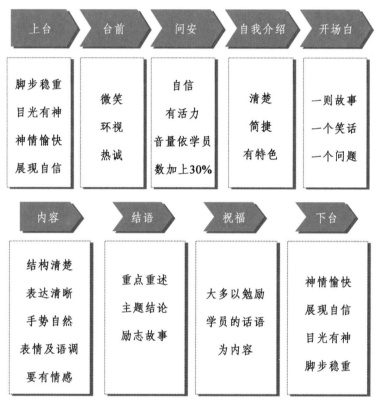

### （二）讲师技能练习

1. 亮相。

定位：微笑、深呼吸、平衡站立、挺直身躯、眼神交流。

2. 眼神。

三视法：

环视、点视、虚视。

两人一组，分组练习。

转视法：

正前—左—正前—右—正前。

正前—左到右—右到左。

正前—上—右—下—左（顺时针）—加速—再加速。

正前—上—左—下—右（逆时针）—加速—再加速。

3. 走位。

身体移转，脚步轻缓，不走进光源，不背对学员。

4. 语音语调（两人一组，分组练习）。

语音法：抑扬顿挫，稳、大、慢。

（1）断句

"嘟嘟嘟嘟嘟，嘟嘟嘟嘟嘟，嘟嘟嘟嘟嘟，嘟嘟嘟嘟嘟。"

"嘟嘟嘟嘟嘟，咚；嘟嘟嘟嘟嘟，咚；嘟嘟嘟嘟嘟，咚咚咚咚。"

（2）语音、语调（强调）、语速。

"你是我的好朋友。"

（3）语气（心情）。

"我爱你！""我恨你！"

（4）例句。

"碰到这种事情之后我想了很多问题，后来我终于想明白了。"

"碰到这种事情之后——我想了很多问题——后来——我终于想明白了。"

5. 口语表达。

放入感情、适当停顿、控制速度、咬字清晰、音量适中、音调多样。

6. 普通话。

（1）普通话标准、方言少、口头禅少、语音语调富有变化。

（2）寻找口头禅：习惯性用语与口头禅。

（3）避免两个极端：没有断句和没有语音语调的变化；过度断句和凸显语音语调。

7. 讲师语言的提升。

（1）从抽象到具体。

（2）从述说到煽情。

（3）从直白到比喻。

（4）从单薄到厚实。

8. 手势。

学习一些常用手势。

（1）邀请、指向的手势；

（2）自然的手势。

9. 表情。

配合内容、保持微笑、收放自如、亲和谦逊。

10. 表达时要避免的表现。

僵硬的身体姿态、身体摇晃、无目的地动双脚、双手敲讲台、玩弄指挥棒或笔、嘴唇紧绷、手遮嘴、视线只落在局部、声调平缓、口头禅。

**课后练习：**

1. 确认自己的授课风格。

2. 以上次家庭作业的课件为例，分析自己它的课程设计思路。

3. 对照分析它是否符合体验式授课标准。

## 第四课　授课的形式技巧

### 一、破冰与暖场游戏

（一）游戏举例

**游戏 1：盒中有乾坤**

1. 传统的"盒中有乾坤"游戏玩法是：A 让 B 从自己手心中取走一件物品，同时询问 B 取走的是什么物品。B 的答案越奇怪越好。

2. 改良的"盒中有乾坤"加入了心理学的元素，成为心理学的破坏体验式游戏。

A 让 B 选择 3 件自己梦寐以求的物品。分享为什么是这 3 件，这 3 件对自己有什么特殊的意义。

A 让 B 选择 3 件最让自己烦恼的物品。分享为什么是这 3 件？这 3 件对自己有什么特殊的意义。

变式 1：选择 3 个自己喜欢的人，选择 3 个自己不喜欢的人。

变式 2：选择自己最近最开心的 3 件事，选择自己最近最不开心的 3 件事。

游戏 2：雕塑家

1. 传统的游戏玩法：A 选择其他人做一个自己想要的动作，越搞怪越好。

2. 心事学体验游戏：小组内一人扮演雕塑家，其他人扮演作品。雕塑家根据自己的心情，来塑造人物的造型，并分享自己为什么要这样塑造。

（二）游戏分类

1. 破冰游戏与体验式游戏的区别。

| 名称 | 特点 | 优点 | 缺点 | 环节 | 目的 |
|------|------|------|------|------|------|
| 破冰游戏 | 参与性、情绪性 | 情绪卷入感强 | 很少有启发性 | 开始或中途结束 | 调动气氛 |
| 体验式游戏 | 体验性、启发性、教育性、实用性 | 讲知识点或技能点融入体验环节中 | 知识未必可以通过游戏展示得出结论；迁移能力要强，占用时间较多 | 开始或中途结束 | 产生体验、形成感受、得出结论、学到知识、学会运用 |

2. 传统游戏分类。

人际沟通类、团队协助类、点燃激情类、提升自我类、情感支持类、社会适应类、提高情商类、身心放松类。

3. 现场练习。

重新设计上述展示课的游戏环节：游戏的类别是什么？游戏的目的是什么？组内分享，组间展示。

## 二、讲师的控场技巧

（一）互动的注意事项

避免两个极端：互动过度、互动缺乏。

（二）互动的三个原则

为主题服务、为学员服务、为现场服务。

（三）互动的三个方法

提问法、活动法、游戏法、语言引导法、道具运用法、学员演示法、角色扮演法、分组竞争法、现场测试法、发放资料法、故事笑话法、现场奖励法、集体朗读法。

（四）现场失控的表现

讲师在台上讲自己的，学员在台下做自己的；讲师与学员在某个观点上，发生激烈的争论；没有人提问或被问题难住；突发一些意外；过于维持纪律而伤害了学员。

（五）有效控场的八个方法

区别对待法、提问法、身体靠近法、转移话题法、强调纪律法、形式转换法、及时奖励法、紧急停止法。

区别对待法的做法：

支持者——鼓励；

反对者——提问，展现讲师的实力和专业性；

中间者——引导。

（六）如何应对学员的提问

| 类别 | 内容 |
| --- | --- |
| 重复性反馈 | 对学员所表达的内容进行总结或复述，提炼关键词 |
| 鼓励性反馈 | 鼓励学员对自己的观点加以分析和解释 |
| 补充性反馈 | 邀请其他学员作答 |
| 正面性反馈 | 正面回答自己对问题的看法 |

（七）讲师的洞察力

| 类别 | 内容 |
| --- | --- |
| 形体观察 | 观察学员面部表情、头部、坐姿等 |
| 行为观察 | 学员在认真听讲、睡觉，还是玩手机？ |
| 感受判断 | 根据以上表现决定是否调整内容和形式 |

（八）常见问题应对

（1）讲错。原则性错误，及时更正，勇于认错；内部错误，自圆其说或将错就错。

（2）遗忘内容。让学生讨论、朗读等；跳过，先讲后面，询问学员。

（3）学员走神。调整授课内容和形式，提前安排小组长提醒。

（4）学员交头接耳。沉默、提问、边讲课边慢慢走到学员旁边。

（5）学员睡觉。改变授课形式，采用游戏、互动等；提高音量；走到学员跟前提醒。

（6）学员发言没完没了。提醒："某某同学，你的发言很精彩，但是课堂时间有限，再给你 1 分钟时间，简单收个尾，好吗？"发动全班鼓掌："这位同学回答你非常好，来我们给他掌声鼓励一下。来，请下一位同学。"

（7）课堂局面混乱。提前做一个约定："123 木头人"

（8）学员抬杠、挑衅。采用前面的反馈技术。

（9）学员比讲师高明。把舞台让给他，让他来分享；请他帮助老师解答其他同学的提问。

（九）如何点评学员

点评技术：

（1）总的来说……

（2）做得好的地方有……

（3）有待提升的地方是……

（4）如果……就会更好。

（十）PPT 的制作

1. PPT 制作的常见误区。

（1）把 PPT 当提字稿，文字太多太繁杂。没有 PPT 就讲不下去。

（2）生搬硬套别人的 PPT。套格式，套内容，没有根据自己的需要、风格去消化吸收。

（3）过于绚丽，图片或动画展示比内容更重要。

（4）过于单调，没有排版，毫无美感。

2．PPT 制作的原则。

（1）简明扼要，一目了然原则。

（2）视觉记忆，凸显形象原则（将文字、数据变为图片、表格）。

（3）实用主义，据己所长。

（4）PPT 应是为了提纲挈领或为了凸显某些点、呈现视觉化效果。

3．时间管理问题的表现。

（1）前紧后松；

（2）前松后紧；

（3）平均分配；

（4）严重超时；

（5）太早结束。

4．时间合理安排原则。

（1）"二八法则"：花 80%的精力和时间在 20%的重点内容上。

（2）目标导向法则：内容为目标服务。

（3）因地制宜法则：授课对象、授课场地、突发事件等。

5．10 分钟法则。

在授课时间安排上，提前和延后 10 分钟都在允许范围内，但是宜早不宜迟。可助教暗示，或讲师自己看表。

（1）时间不够——紧急结束法。

（2）时间太多——用总结法填满时间。

# 第四单元 心理干预——危机干预工作坊

伴随着社会经济的高速发展，人们的精神压力和心理问题越来越突出。社会个体和群体的心理危机不容忽视。心灵之家每年平均进行的个人心理危机干预（自杀倾向）为 8~10 宗，在机构进行心理危机干预的同时，发现社会上人们在心理危机干预知识和技术方面的匮乏，即使是持有国家证书的心理咨询师中也只有不到十分之一的人接触过心理危机个案，还没有参加过相关的危机干预培训。

心理干预，预防为主。如何预防？笔者提倡，人人都是心理危机干预的预防员。为什么这样说呢？如果不懂得心理危机的基本常识，不知道如何识别心理危机，那么即使已经出现了很多信号，仍然会被我们所忽视。很多自杀都是发生在亲人、朋友、同事忽视的背景下。如果人们都了解心理危机的一些基本常识，具备识别心理危机的敏感性和能力，及时寻求帮助或进行干预，可以有效预防自杀的发生。

心理干预，干预为辅。如何干预？理想的状态是由专业的心理危机干预咨询师进行干预，一般是配合政府相关部门进行干预。但是当前中国并没有心理咨询师配合政府进行心理危机干预的具体政策和措施，目前都是自行按照自己的理解邀请咨询师进行配合。这里面存在两个重大问题：一是心理咨询师是否都具有心理危机干预的知识和能力？按照社会心理服务体系的要求，每个社区都配有心理咨询师，社区心理咨询师首当其冲地充当了危机干预心理咨询师。二是心理危机干预的责任和界限，如果干预失败，心理咨询师有没有免责条款？或者哪些情境下心理咨询师可以介入，而哪些情况下心理咨询师不能介入？

本单元不涉及政府心理危机干预的政策层面，但是笔者相信随着社会心理服务体系建设的逐步深入，在未来一定会出台心理危机干预的相关政策和文件，让心理咨询师放心地去做危机干预，也让心理咨询师具备去做心理危机干预的能力。

## 第一课　心理危机干预基础理论

### 一、心理危机的概念

心理危机是指个体突然遭受严重灾难、重大生活事件或精神压力，既不能回避，又无法用通常方法来解决所出现的一种特殊的心理失衡状态。

### 二、常见心理危机分类

按性质可分为三类：

1. 发展性危机。

指个体在不同生命发展阶段面临角色转变如升学、就业、结婚、生子、移民、退休等时出现的心理危机。

2. 境遇性危机。

指遭遇罕见或异乎寻常的事件如地震、火灾、空难、洪水等灾害中的幸存者、失去亲人、现场救援者等所遭遇的心理危机。

3. 存在性危机。

指伴随人生重大问题如人生的目的、责任、独立性、自由等而出现的内心冲突，严重的存在性危机甚至会导致自杀。

按对象可分为两类：

1. 公共性危机：遭遇地震、瘟疫、空难、战争、重大车祸产生的心理危机等。

2. 个人性危机：因失恋、失业、失意而产生的心理危机。

### 三、心理危机的特征

第一，通常 1~6 周内消失。干预时间在 24~72 小时最理想，超过 6 周效果就微乎其微了。

第二，在危机期，部分个体会发出需要帮助的信号，并更愿意接受外部的帮助或干预。

第三，预后取决于个人的素质、适应能力和主动作用，以及他人的帮助或干预。

1. 急性应激障碍（ASD）。

急性应激障碍通常在几分钟内出现，应激性环境（事件）消除，则症状迅速缓解。

如果应激源持续存在或具有不可逆性，症状一般在 2~3 天后开始减轻。通常在一周内可以缓解，预后良好。

这类应激障碍的相关应激表现如下：

（1）反应性朦胧状态；

（2）反应性木僵状态；

（3）反应性兴奋状态（又称心因性躁狂状态）；

（4）急性心因性抑郁状态；

上述症状多混合出现，但也可单独出现。在应激源消除后，一部分人可在几天至一周内恢复，这些症状往往在 24~48 小时后开始减轻，一般持续时间不超过 3 天。如果症状超过 4 周，应该考虑诊断为"创伤后应激障碍"。

2. 创伤后应激障碍（PTSD）。

又称延迟性心因反应，是人体由于受到异乎寻常的、突发性、威胁性或灾难性应激事件或处境影响，延迟出现和长期持续存在的心理障碍。

这类应激障碍核心症状如下：

（1）重新体验（闯入性）症状：患者面临、接触与创伤性事件有关联或类似的事件、情景或其他线索时，常出现强烈的心理痛苦和生理反应，典型的如梦魇。

（2）回避症状：回避具体的场景、有关的想法、感受、话题。对外界疏远、隔离，甚至万念俱灰，严重的还会出现自杀行为。

（3）警觉性（激惹性）增高症状：产生睡眠障碍（难以入睡、易惊醒），易激惹或易发怒，容易受惊吓，难以集中注意力等。

### 四、心理危机的正常应对三阶段

1. 第一阶段：立即反应，表现为麻木、否认或不相信。

2. 第二阶段：完全反应，表现为激动、焦虑、痛苦和愤怒，也可能产生罪恶感、退缩或抑郁。

3. 第三阶段：消除阶段，接受事实并为将来做好计划。

### 五、心理危机干预

心理危机干预是指针对处于心理危机状态的个人给予适当、适时的心理援助，使之尽快摆脱困难或尽量减轻痛苦。

（一）心理危机干预的目的

1. 防止过激行为，如自伤、自杀或攻击行为等。

2. 促进交流，鼓励当事人充分表达自己的思想和情感，鼓励其重燃自信心和做出正确的自我评价，提供适当建议，促使问题解决。

3. 提供适当医疗帮助，处理昏厥、休克或情绪激动等状况。

（二）心理危机干预的原则

1. 正常化原则：当事人不是病人，保护当事人的隐私。

2. 协同化原则：鼓励自己解决危机，鼓励家人和朋友参加干预。

3. 个性化原则：因人而异，因事而异，采取措施。

（三）心理危机干预的注意事项

1. 不要假设每一个当事人都愿意甚至需要与你交谈，通常以安静辅助的态度陪伴在当事人身边就能给他们安全感，帮助他们应对。

2. 不要询问灾难过程的细节。

3. 不要猜测甚至提供不准确的信息，如果你无法回答当事人的问题，至少应尽量了解当事人的实际情况。

（四）相关建议和禁忌

建议有以下几条：

1. 保护和提供安全场所；

2. 给予认同；

3. 激活支持系统（调动所有支持系统）；

4. 有关创伤的心理教育（知则不惑）；

5. 给予持续的关注；

6. 不要试图打破当事人的内疚感（"如果当时……就不会发生……）。内疚感是为了建立安全感。

禁忌有以下几条：

1. 大事化小；

2. 埋怨受害者；

3. 开愚蠢的玩笑；

4. 寻求让当事人回忆过程从而导致二次伤害（"快说说，当时是什么情况？"）

5. 不公正地猜疑（"我觉得她就是……"）

6. 忘记，不再关注。

（五）心理危机干预的六个步骤

1. 确定问题。从求助者的角度，确定和理解求助者本人所认识的问题。

2. 保证求助者安全。保证求助者对自我和对他人的生理和心理威胁降到最低，这是危机干预过程的首要目标。

3. 提供支持。强调与求助者沟通与交流，使求助者相信工作人员是能够给予关心和帮助的人。

4. 提出可变通的应对方式。工作者要帮助求助者认识到有许多变通的应对方式可供选择。思考变通方式有以下途径：

（1）环境支持，有哪些人现在或过去能关心求助者？

（2）应付机制，求助者有哪些行动、行为或环境资源可以帮助他战胜危机？

（3）积极的、建设性的思维方式可以用来改变自己对问题的看法并减轻应激与焦虑水平。

5. 制订计划。将变通的应对方式以可行的时间表和行动步骤形式列出来。必须确保计划制订过程中求助者的参与度和自主性。

6. 得到承诺。帮助求助者建立信心，并承诺采取确定的、积极的行动步骤，这些行动步骤必须是求助者自己的，从现实的角度是可以完成的或可以接受的。

（六）创伤治愈的标准

1. 可以控制身体反应；

2. 感觉到该事件是可以忍受的；

3. 可以控制自己的头脑；

4. 能够完整地叙述整个过程，并伴有适当的情感；

5. 自尊恢复；

6. 人际关系恢复；

7. 发现了该事件对生命的意义。

（七）基本的心理干预技术

1. 倾听。特别是面对对方非言语行为表达所表现的倾听。

2. 无条件地积极关注。帮助他重新建立自信和找到生命的价值。

3. 心理行为问题的评估。受害人有没有能力应对危机？他目前的方法是否有效积极，他会不会因此产生次生危机，受害人有何种社会支持资源？

如果你的干预对象是儿童，你还可用以下心理干预技术：

（1）坐下来或者蹲着，与孩子的眼睛齐高。

（2）帮助他们讲出自己的感受，不用极端的词语。

（3）仔细倾听并向孩子确认，确保你理解他。

（4）让你的语言贴近儿童的发展水平。

（5）用成年人对成年人的方式与青少年交谈。

可将这些技巧传授给家长或照顾者。

（八）稳定情绪的技术

1. 倾听与理解；

2. 增强安全感；

3. 度地情绪释放；

4. 释疑解惑；

5. 实际协助，"着陆"技术；

6. 重建支持系统；

7. 提供心理健康教育；

8. 联系其他服务部门。

（九）非常有效的心理危机干预技巧

1. 陪伴。无言的陪伴、一杯温水、一张纸巾、大耳朵小嘴巴（打开你的耳朵，闭起你的嘴巴）、说停就停。

2. 抚慰。

3. 给予食物。

4. 放松训练。呼吸放松或肌肉放松或想象放松。

如地震发生后：

受惊者：我很害怕，我不要回去，房子倒下来，死了很多人……

陪伴者：（坐在他旁边）没关系，这里很安全，我在这里陪你……

受惊者：真的太可怕，昨天开车经过新庄，看到全都压成一堆，我不要这样死掉，回来到处都在震，也不知要逃哪里去……

陪伴者：（安静地）没关系你慢慢说，我在这里听你说……

受惊者：太可怕，我已经三天没睡觉，一闭起眼看到房子会倒下，活活压死我，我不敢睡！！我很怕……（哭泣）

陪伴者：（安静地、慢慢地拿出面纸，交到受惊者手上……）不发一语陪伴在旁

受惊者：（哭泣了十分钟，情绪慢慢要缓和……）

陪伴者：（安静地拿着一杯温水）想不想喝一点水？

受惊者：（点点头接过水，慢慢喝起来，喝了约五分钟）真的很可怕，我很痛苦……

陪伴者：（又安静地陪伴聆听着约 20 分钟）

受惊者：（已经十分疲倦）

陪伴者：小文，我认识一个很好医生，我陪你去看他好不好，暂时吃一点点药，只是一点点不用担心，让你可以好睡觉，不然看到你那么辛苦，我也很难过……

受惊者：（点点头）

陪伴者：你先休息一下，我去招出租车……

以上所提的方法其实十分简单，但是对当事人，却能产生很好的抚慰。

5. 心理危机干预的要点。

（1）解危机事件后的心理反应；

（2）寻求社会支持网络；

（3）应对方式指导；

（4）识别严重精神障碍；

（5）由专业心理咨询师进行，根据不同的对象和心理问题的内容和程度进行个别或团体的咨询或干预。

（十）其他心理危机干预技术简介

1. 悲伤辅导：是协助人们在合理时间内，引发正常的悲伤，并健康地完成悲伤任务，以增进重新开始正常生活的能力。其终极目标是协助生者处理与逝者之间因为失落而引发的各种情绪困扰并完成未尽事务。

悲伤辅导有4个特定目标：

（1）增加失落的现实感。

（2）协助当事人处理已表达的或潜在的情感。

（3）协助当事人克服失落后再适应过程中的障碍。

（4）鼓励当事人向逝者告别，以健康的方式，并坦然地重新将感情投注在新的生活关系里。

技术要点：仪式化技术。

2. 眼动减敏及重整法（EMDR）。

在一次EMDR的疗程中，通常患者被要求在脑中回想自己所遭遇到的创伤画面、影像、痛苦记忆，及不适的身心反应。然后根据治疗师的指示，让患者的眼球及目光随着治疗师的手指，平行来回移动约15～20秒。完成之后，请患者说明当下脑中的影像及身心感觉。同样的程序再重复，直到痛苦的回忆及不适的生理反应被成功地"敏感递减"为止。

3. 情绪管理。

包括：

放松训练；

呼吸练习；

正面思考和自我对话；

自我肯定训练；

思考中断法。

4. 系统脱敏法。

放松训练在危机干预中可以运用来帮助处在焦虑和恐惧情绪的危机人群缓解情绪，平复心灵。

5. 催眠治疗技术。

在催眠的情境中，去战胜内心的恐惧或焦虑。

6. 绘画治疗（DT）。

分为自由绘画和命题绘画，如雨中人、心灵瓶。

7. 沙盘游戏。

象征性沙盘。

8. 心理剧治疗。

角色扮演、空椅子技术。

9. 药物治疗。

适当的药物可以较快地缓解患者的抑郁、焦虑、恐惧、失眠等症状，便于心理治疗的开展和奏效。药物能使精神放松，暂时缓解心身紧张，但不能持久，而且有一定的不良反应，长期服用还可造成药物依赖。因此，只可以在过度紧张时在医生指导下慎重服用药物。

（十一）心理危机干预工作者

1. 心理危机干预工作者除需具备一般心理咨询师的基本素质外，还需达到更高的要求。

（1）具有丰富的生活经验，在危机面前能够表现得成熟、乐观、坚韧和坚强。

（2）具有镇静的心态，面对失去了理智的受害者，能保持冷静、镇定，努力使情况处于自己的控制之下。

（3）危机面前，敢于面对挑战发挥创造性和灵活性，不拘泥于条条框框和过去的经验。

（4）要精力充沛，真诚、热情地帮助受害者，并坚持始终。同时还能够照顾自己的身体和心理，不断地进行自我调整，以保证旺盛的精力和最好的状态。

（5）时间是危机干预的一个关键因素，情况不允许进行细嚼慢咽式的思考，因此危机干预必须能够对危机中不断涌现、不断变化的问题做出迅速的反应和处理。

（6）换位思考能力。

2. 危机干预常见错误。

（1）一般不向当事人建议休假，休假容易让当事人失去对生活的控制感，无法应对情形除外。

（2）过快地询问当事人的感受。当创伤性事件还没有结束时，不宜询问当事人的感受，因为此时的当事人需要停留在幸存感中以保存个体，而只有当创伤性事件结束时，才能进行恢复工作。

（3）责怪当事人。

3. 针对心理危机干预工作的必要督导。

针对以下 3 个方面，由上级督导师进行督导。

（1）危机干预工作者的过劳问题。

身体上损耗，情感上无助无望，幻想破灭，自我否定，对工作、对他人以及对生活本身持否定态度。

（2）替代性创伤（VT）。

救援者在与创伤事件的当事人互动时，被当事人的内在经验所影响，间接感受到了灾难发生时当事人的创伤性体验，由此对自己产生某种程度的伤害。

（3）心理危机干预的督导对象。

一级受害者：亲历了创伤事件的个体；

二级受害者：目击创伤事件或创伤事件中的帮助者；

三级受害者：指遭受创伤事件非直接影响的个体。

## 第二课　针对自杀倾向的心理干预

### 一、自杀概述

（一）自杀的原因

1. 生物学因素。

（1）躯体疾病。躯体疾病是导致自杀的常见原因。一些慢性和难治性的疾病往往对患者构成很大的心理压力，甚至导致其精神崩溃，如脑损伤、癫痫、帕金森病、癌症、艾滋病及糖尿病、肾脏疾病、肝脏疾病等，以及一些因意外事故导致的躯体残疾等。

（2）遗传和神经生物学因素：家系调查和双生子研究表明，自杀行为有一定的遗传学基础，家系中有自杀者的人群自杀风险较高。但也有学者认为，这种遗传学基础可能是附加于精神疾病的遗传或家庭环境诱导所致。

2. 心理学因素。

（1）重大负性生活事件的心理应激。负性事件一般分为两类。

① 急性事件。研究发现，自杀者在自杀行动前的 3 个月内，生活事件的发生频率明显多于正常人。这些生活事件大多具有"丧失"的特色，常引起个体明显的情绪反应。突发事件的堆积也可能导致自杀。

② 慢性事件：当个体处于某种慢性痛苦时期，这些应激事件也可起触发作用。

（2）无法满足的焦虑。物质越丰富，欲望也越强烈。过分的要求会使满足成为不可能，人在得不到满足便总处于激动不已、焦虑不安中，这种精神状态是引起自杀的重要原因。

（3）精神疾病。

精神分裂症。自杀是精神分裂症病人死亡的重要原因。

抑郁症。抑郁症是自杀的头号杀手，但是绝大多数患者不知道这是一种可以治疗的疾病，也不知道在患抑郁症后，不可能自己摆脱抑郁。

3. 社会学因素。

（1）不同年龄发生率。总的来说，自杀率随着年龄增长有上升的趋势，进入老年后上升趋势更为明显，14 岁以下儿童自杀死亡者罕见。男性自杀高峰为 45 岁左右，女性为 55 岁。

（2）相关因素。相关研究发现，独身、离婚、丧偶者自杀率高于婚姻状况稳定者。

处在混乱或冲突性的家庭关系中的人自杀率高于处在关系和

睦、气氛融洽的家庭中的人；在已婚者中，无子女的自杀率高于有子女的人。

（3）职业与社会阶层的相关因素。社会各阶层的自杀率两端高、中间低，呈 U 字形，即失业者、无固定职业者、非技术工人及社会阶层的人自杀率较高。

（4）地域相关因素。一般情况下，城市人群自杀率高于农村人群。

（二）自杀的高危因素

当一个人在同一时间内有以下几种表现时，他/她自杀的概率高于常人。

1. 心情忧郁或抑郁。

2. 近期，特别是最近两天，有严重的负性生活事件。

3. 近一个月生活质量很差。

4. 长期的生活、工作或心理压力。

5. 既往有过自杀行为。

6. 亲友或熟人有过自杀行为。

（三）自杀前的心理特点

1. 矛盾性。处于想尽快摆脱生活的痛苦与求生欲望的矛盾中。

2. 冲动性。跟其他冲动性行为一样，是被日常的负性生活事件所触发的，且常常仅持续几分钟或几小时。

3. 僵化性。常常以悲观主义的先占观念看待一切，拒绝及无法用其他方式考虑解决问题的方法。

## 二、应激、危机

（一）应激

是个体与环境交互作用的复杂动力系统的一部分，是指当个体认识到自身的资源不能满足环境需要时出现的特异或非特异的反应，包括认知、情绪、行为和生理的改变。

（二）心理危机

每个人在其一生中都会遇到应激或挫折，一旦这种应激或挫折自己无法解决或处理时，就会发生心理失衡，这种失衡状态就是危机。

1. 危机的构成要素。

（1）事件。这些事件往往具有突发性、有害性、破坏性。

（2）个体或群体具有以下特征：

认知评价：威胁到需要、安全、意义。

无力应对。

社会支持不足。

2. 危机的类别。

（1）发展性危机：如升学、就业、失恋导致的危机等。

（2）境遇性危机：如交通事故、被绑架、被性侵等导致的危机。

（3）存在性危机：因失去人生的存在意义产生的危机。

（三）常见精神卫生问题

1. 急性应激障碍。

2. 创伤后应激障碍。

3. 焦虑、抑郁等情感障碍。

4. 意识障碍：谵妄状态、分离障碍。

5. 行为障碍：冲动伤人，自伤自杀。

6. 酒药滥用。

## 三、自杀的心理危机干预

自杀并非突发。一般而言，自杀者在自杀前处于想死同时渴望被救助的矛盾心态时，从其行为与态度变化中可以看出蛛丝马迹。大约三分之一的人都会流露出可观察到的征兆。

（一）自杀的征兆（预警）

对于绝大多数经受过心理的巨大痛苦而想自杀的人来说，自杀前会出现以下预兆：

1. 言语上的征兆。

（1）直接表达轻生的意愿如："我想死""我不想活了。"

（2）间接表达轻生意愿如："我所有的问题马上就要结束了。""现在没有人可以帮助我。""没有我，他们会过得更好。""我再也受不了了。""我的生活毫无意义。"

（3）谈论与自杀有关的事或开自杀方面的玩笑。

（4）谈论自杀计划，包括自杀方法、日期和地点。

（5）流露出无助或无望的心情。

（6）突然与亲朋告别。

2. 行为上的征兆。

出现突然的、明显的行为改变（如中断与他人的交往或出现很危险的行为）。如将自己最珍贵的东西送人；有条理地安排后事；频繁出现交通事故；饮酒或吸毒量增加。

应多关注这两类人群：

（1）突然沉默。精神病患者尤其容易复发，如突然出现睡眠障碍、发呆、情感平淡、少语、生活懒散、无故自语自笑等。

（2）突然轻快。突然变得非常轻松，似乎什么都不在乎，没有任何烦恼，很超脱的样子，说一些莫名其妙的话。可能他/她已经下定决心轻生后的心态。

（二）自杀者共同的心理特征

1. 认知方式。

以偏概全、易走极端等；在挫折和困难面前不能对自身和周围环境做出客观评价，容易从宿命论的角度看待问题，对人、对己均倾向于从阴暗面看问题，自卑或自尊心过强，心存偏见和敌意。

2. 情感。

自杀者通常有各种慢性的痛苦、焦虑、抑郁、愤怒、厌倦的情绪，他们对这种负性的情绪体验难以接受，缺乏精神支柱。多数自杀者表现为情绪不稳定、不成熟的神经质倾向。

3. 意志行为。

具有冲动型、盲目性和不计后果等特点，常缺乏持久而广泛的人际交往，回避社交，难以获得较多的社会支持资源，适应性差，对新环境适应困难，具有一定的攻击性。

**注意：**

单一因素不足以引起自杀，应激-素质自杀行为模型指出，应激因素与素质因素共同作用才导致自杀。应激因素包括急性精神病、药物滥用、负性生活事件、家庭危机等，素质因素涉及遗传、人格特征等。

（三）自杀干预的一般过程

1. 自杀评估。

（1）发生了什么事件？

（2）病人所使用的应对机制是什么？

（3）这些机制的作用和效果如何？

（4）病人是否有能力去应付这种场面？

（5）病人的支持系统如何？

注意：治疗者应利用病人对治疗的迫切要求，采取积极、权威的措施，尽快与病人建立一种良好的关系，取得病人的信任。告诉病人他处于危机状态的事实，并说明愿意尽力帮助他。同时也要指出，病人应采取积极配合的态度，问题的解决需要双方的共同努力。

2. 制定干预目标。

（1）对病人的情况进行评估以后，就要制定一个明确而切实可行的目标。

（2）目标的制定需要与病人共同商量，治疗者不能独断。

（3）要根据病人的需要，解决病人的痛苦，要了解危机前病人的心理素质状况。

3. 实施干预。

（1）会谈。具体会谈的次数依病人的需要而定。会谈中，治疗者基于对应激事件相关的所有资料和信息，从中找出一个认知和行为方面的共同问题，然后寻求解决这一共同问题的证据和方法，同时注意克服治疗过程中出现的负性情绪和认知缺陷。

（2）循序渐进。一旦某一近期目标达到，就确定下一步的目标，使病人逐渐接近危机解决的总目标。

（3）心理支持。在这个过程中，要尽量帮助病人获得更多的社会关心和心理支持，注意多方挖掘病人需要的和可以利用的外界社会支持资源。

4. 终止。

治疗者在注意病人症状改进的同时，要时常考虑最初的治疗目标，直到病人达到了预期的目标。如果病人已基本达到了情绪平衡和危机前的功能水平，并经过双方同意就可以终止治疗。

回顾总结时，着重让病人说出处理新问题的技能和如何更广泛地利用资源，使病人感到这些新知识已变成他应付技能中的一部分，使他感到现在的他变得比以前的他更强健，从而增强他对处理将来应激事件的自信心。

（四）危机干预的时间特点及干预者扮演的角色

1~2天内：像父母。

1~2周内：像教师。

1~2月内：像医生。

2个月后：像牧师或哲学家。

自杀干预的具体要点：

1. 敏锐的观察。

通常，一位企图自杀者的表现不会十分活跃、主动，工作人员与当事人建立初步关系时，必须忍耐求助者可能较为被动和沉默的表现。虽然求助者可能对工作人员表现出漠不关心的态度，其实他是非常需要别人能给予支持的。工作人员的真诚关心和友善态度是与求助者建立良好工作关系的重要基础。

2. 初步接触。

工作人员在接触有自杀危机求助者的初期，必须清楚地、肯定地表明工作人员的身份及帮助求助者的意图。同时亦应向他申明病人有接受援助的权利，亦应对自己的生命负全责，而工作人员亦应尊重病人的个人选择。学者 Birtchnell （1983）认为若有自杀意图者经过工作人员一段时间的介入帮助后，仍然选择终结个人生命，工作人员应接受个人在此项工作上的限制，并无须因求助者的决定而有罪疚感。

3. 直接询问。

学者 Metto（1980）认为最直接了解一个人的自杀危机的可能性，就是直接询问其个人的自杀意向。这种工作手法特别强调在询问时要针对事实、清晰及不具批评性。Metto 认为在直接查询时，工作人员必须表现出同情、理解及真诚关怀的态度。

4. 导致自杀的原因。

学者对引致自杀行为的因素有不同的理解，有部分学者认为可能是当事者面对突发危机时的一种冲动行为；有学者认为自杀可能是当事者面对一连串压力而无法克服的结果；有学者认为自杀行为可能基于心理上或生理上的问题。若能找到引发自杀的原因，将有助于制定相应的干预方案。

5. 致命危险程度。

自杀方式的选择反映出求助者求死的决心，亦可以预计被救的可能性。若求助者认为自杀是唯一解决其问题的方法，其自杀危机将相应增加。

6. 支持的资源。

学者 Fawcett 等（1969）认为较难与人相处及建立关系的个体自杀危机会较高，他认为自杀企图是由于人际互动关系中出现矛盾而直接产生，而这种矛盾情况涉及病人在心理上的一种特有的关联。亲人及重要他人对自杀者的求生意愿是极具影响性的。

7. 自杀危机与入院干预。

学者 Birtchnell（1983）认为自杀行为的人并不是绝对性的，自杀意念可能随着每分钟而改变。但他认为若意图自杀者与工作人员有良好的工作关系，当自杀者的自杀意欲增加时，工作人员的介入将发挥更大的效用。自杀者的入院干预可视病人的情况而定，若自杀者处于极度抑郁的状态、又或其配偶或亲友刚死亡、又或感到非常无望无助等等，这种情况下，安排入院对自杀者会有帮助。

在实施干预时，若求助者的情况是介乎于中度至严重阶段，工作人员必须进一步评估其自毁的冲动，并按需要与自杀者订立不自杀协议，或联络家人及重要人物提供紧密的照顾，若有需要亦须作入院的预备。"自杀就是身边没有人"，如果始终有人陪伴自杀者的话，可有效地阻止其自杀行动的实施。工作人员在处理个别自杀个案时，必须经常为下一步的工作做好预备，并留意病人的回应；以作为评估病人自杀危机及决定进一步的干预方案。

（五）自杀的现场干预十步骤

1. 创造良好的干预环境。

尽量减少环境的影响因素，疏远人群或让人群保持静默。

2. 布置保护救助措施。

布置防护器械、医疗器械，准备好干预行动队员和医护人员。

3. 尽快探明自杀原因。

建立关系后，直接询问，或通过外围调查了解。

4. 积极引导情绪发泄。

要不断地探索自杀者的内心感受，并引导他们自由地表达和发泄内心的情感，以宣泄其内心的心理压力。

5. 设法唤起生存欲望。

干预过程要积极提示对自杀者有意义的人或事，明确其对家人和亲人的意义，唤起对生活生命的留念和珍惜。

6. 描述自杀负面后果。

干预人员可以开诚布公地向自杀者将带来的种种负面后果。生之诱惑与死之恐惧共同促使自杀者回心转意。引导自杀者形成死亡恐惧，对死亡产生负面评价和排斥心理。

7. 指出可替代性出路。

在使自杀者产生惧死念头的同时，干预人员向其指出其他可替代性的出路，使自杀者意识到自杀只是其中的一种解决方式，不是唯一办法。

8. 创设体面收场给自杀者台阶。

如果自杀者已经准备放弃自杀，干预者要主动走向自杀者，帮助他离开危险的处境。

9. 及时进行救治安抚。

对于刚脱离险境的自杀者，要进行及时的医疗救护或心理安抚。

10. 稳妥实施善后交移。

将自杀者转交其亲属、朋友、同事、领导等，并交代进一步做好心理安抚或安全防范工作，帮助其逐步走出自杀阴影。

**注意：**

及时与专家商讨与咨询。在求助者面前表现沉着。不要认为大喝一声就可以试图让自杀的人幡然醒悟。要特别注意那些"反悔"的人。处于危机中的人经常会因为讲出了自己的自杀而轻松，但是问题往往会再次出现，这个时候尤其要注意危机干预。

# 附：工作坊剪影

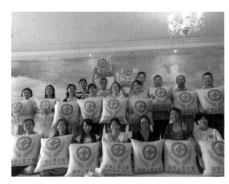

A

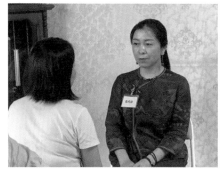

B

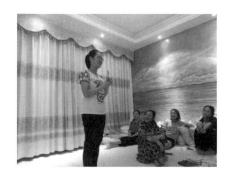

C

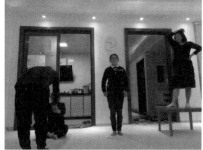

D

心灵成长——自我关系工作坊

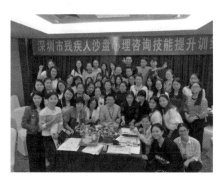

A

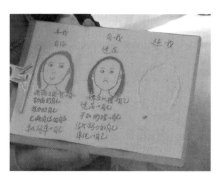

B

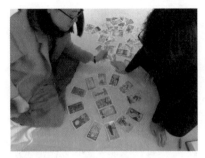

C

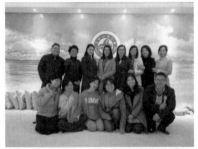

D

心理咨询——咨访关系工作坊

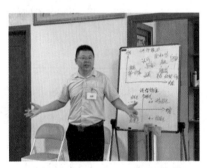

A

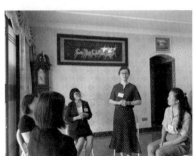

B

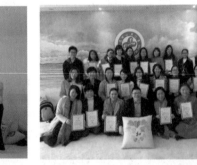

C

D

心理授课——体验式讲师工作坊

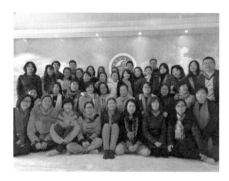
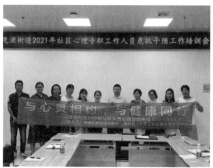

A

B

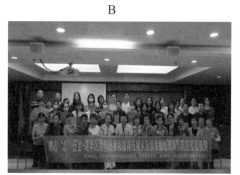

C

D

心理干预——危机干预工作坊

# 参考文献

[ 1 ] 易法建，冯正直. 心理医生[M]. 重庆：重庆出版社，2006

[ 2 ] 巴隆，杜兰德. 异常心理学[M]. 北京：中国轻工业出版社，2006.

[ 3 ] 刘宣文. 心理咨询技术与应用[M]. 宁波：宁波出版社，2006.

[ 4 ] 萨默斯-弗拉纳根，萨默斯-弗拉纳根. 心理咨询面谈技术[M]. 陈祉妍，江兰，黄峥，译. 北京：中国轻工业出版社，2014.

[ 5 ] 德博拉·L. 卡巴尼斯. 心理动力学疗法：临床实用手册[M]. 徐玥，译. 北京：中国轻工业出版社，2019.

[ 6 ] 迈克尔·D. 斯宾格勒. 当代行为疗法[M]. 胡彦玮，译. 上海：上海社会科学院出版社，2016.

[ 7 ] 德意珍. 存在主义心理咨询[M]. 罗震雷，谭晨，译. 北京：中国轻工业出版社，2012.

[ 8 ] 严文华. 做一名优秀的心理咨询师[M]. 上海：华东师范大学出版社，2013.

[ 9 ] 斯蒂芬·麦迪根. 叙事疗法[M]刘建鸿，王锦，译. 重庆：重庆大学出版社，2017.

[10] 张伯华. 心理咨询与治疗基本技能训练[M]. 北京：人民卫生出版社，2011.

[11] 赵玉萍，曹春燕. 多维沙盘[M]. 武汉：武汉大学出版社，2016.

[12] 周平，范歆蓉. 标准化课程开发与企业梯队讲师培训[M]. 北京：世界知识出版社 2016.

[13] 段烨. 培训师的差异化策略：8 条路径提升核心竞争力[M]. 北京：北京联合出版公司，2014.

[14] 段烨. 培训师 21 项技能修炼[M]北京：北京联合出版公司，2014.

[15] 朵妮·泰百玲, 莎丽·蔚丝. 培训游戏大全[M]. 张振霞, 译. 北京: 企业管理出版社, 2001.

[16] 何侃. 特殊儿童心理治疗[M]. 南京: 南京师范大学出版社, 2015.

[17] 王萍. 学前特殊儿童教育[M]. 北京: 清华大学出版社, 2019.

[18] 李建军. 儿童团体治疗[M]. 南京: 江苏教育出版社, 2011.

[19] 严文华. 心理咨询个案督导入门[M]. 北京: 清华大学出版社, 2016.

[20] 弗劳利-奥戴, 萨奈特. 督导关系——一种当代心理动力学方法[M]. 李芃, 等, 译. 北京: 中国轻工业出版社, 2011.

[21] 唐纳·M. 苏达克. 认知行为治疗培训与督导[M]. 王建平, 等, 译. 北京: 人民卫生出版社, 2019.

[22] 曾文星. 心理治疗: 督导与运用[M]. 北京: 北京大学医学出版社, 2008.

[23] 张亚林, 曹玉萍. 心理咨询与心理治疗技术操作规范[M]. 北京: 科学出版社, 2014.

[24] 麦基卓, 黄焕祥. 懂得健康: 在自我探索中疗愈[M]. 鲁宓, 译. 深圳: 深圳报业集团出版社, 2007.

[25] 瑞斯比, 麦卡特尼. 活出热情[M]. 陶晓清, 李文瑗, 译. 深圳: 深圳报业集团出版社, 2009.

[26] 刘嵋, 董兴义. 重塑人格: 服刑人员团体心理辅导[M]. 北京: 金城出版社, 2011.

[27] 《人民调解工作法律实务丛书》编写组. 心理学在人民调解实务中的运用[M]. 北京: 中国法制出版社, 2020.

[28] 刘建新, 于晶. 沙盘师实践与成长: 体验式团体沙盘心理技术操作手册[M]. 北京: 化学出版社, 2017.

[29] 巴史克. 心理治疗实战录[M]. 寿彤军, 薛畅, 译. 北京: 中国轻工业出版社, 2014.

[30] 科里. 心理咨询与治疗经典案例[M]. 谭晨，译. 北京：中国轻工业出版社，2010.

[31] 杨力虹，王小红，张航. OH 卡与心灵疗愈[M]. 桂林：漓江出版社，2016.

[32] 赵永久. 爱的五种能力[M]. 北京：作家出版社，2014.

[33] 卢森堡. 非暴力沟通[M]. 阮胤华，译. 北京：华夏出版社，2016.

[34] 雅罗姆. 给心理治疗师的礼物：给新一代心理治疗师及其病人的公开信[M]. 张怡玲，译. 北京：中国轻工业出版社，2004.

[35] 王燕. 家庭暴力干预学[M]. 北京：中国法制出版社，2019.

[36] 赵玉萍. 一沙一世界[M]. 武汉：武汉大学出版社，2016.

[37] 相旭东. 心理疏导技术和运用[M]. 上海：上海社会科学院出版社，2016.

[38] 曾祥龙. 积极的治疗[M]. 南京：江苏教育出版社，2013.

[39] 陈灿锐，高艳红. 心灵之镜：曼陀罗绘画疗法[M]. 广州：暨南大学出版社，2014.

[40] 李元榕，知非. 心理咨询实操技能训练手册[M]. 北京：中国财富出版社，2014.

# 后 记

回顾自己走过的路，从四川省大竹县妈妈乡中梁村三组茨生湾一个偏远的农村走到深圳不容易；从小学一年级到大学四年级家里经济状况都不好到出版自己第一本书不容易；从大学心理学专业就业不顺利在学校里从事非心理学工作 8 年到创立深圳第一个也是目前唯一一个永久性公益免费心理咨询爱心机构 8 年不容易；从深圳心灵之家诞生之初只有我一个人没有资金没有场地没有项目到如今心灵之家成为拥有专职心理咨询师 110 人、兼职心理咨询师 400 多人的深圳市规模最大的心理专业机构更不容易……

这么多的不容易都走过来了！我想勉励学心理学专业的学弟学妹们，我想勉励刚踏入心理学这行的心理咨询师们，我想勉励有志于从事这行热爱这行的朋友们，只要心中有梦想，坚持就一定能够实现。我的本科母校内江师范学院在建校七十周年之际邀请我作为学校的优秀校友给学弟学妹们演讲。我在 PPT 上播放了自己大学时的照片，并深情地说："我不是我们班上学习成绩最好的学生，甚至连好也谈不上，我的成绩属于中下；我也不是我们班上学习最努力最刻苦的学生，班上很多女生学习非常努力，有的还考上了研究生；我也不是我们班上最聪明的学生，我甚至和聪明都搭不上关系。但是，我一定是我们班大学毕业后走心理学道路从来都没有放弃过的那个最坚持的学生。我们班上有 50 名同学，十几年过去了，仍然坚持从事心理学相关工作的同学只有不到 5 人。我做过计算机老师、生活老师、历史老师、历史与社会老师；我考了国家三级心理咨询师证书、获得了华南师范大学心理学硕士学位、国家二级心理咨询师证书，获得了成立了学校第一个心理咨询室、创立了深圳首个永久性公益免费心理咨询机构——深圳心灵之家、获得了政府及社会各项专业和公益的荣誉……我想说的是，人生不是赢在起点，而是赢在终点！

贵在坚持和恒心!"硕士母校华南师范大学邀请我回去给研究生的学弟学妹们演讲的时候,我也说过类似的话。我想以我的真实经历,告诉已经在从事、未来即将从事、将来想从事心理行业的朋友们,只要你们坚持,你们也有属于自己成功的那一天!

感谢我的父母,他们是四川农村只有初中学历的农民,他们没有像老家的其他家长一样过早让我放弃学业出去打工。我的爷爷早逝,父亲是一个在单亲家庭受四邻关照长大的孩子,他懂得感恩和助人为乐的品质是我创立心灵之家这样一个公益机构的原动力。尽管父亲在 10 年前去世了,但是他依然是我的骄傲和榜样。我的母亲是一位非常典型、传统的家庭妇女,父亲外出务工后,她一个人干 4 个人的农活还照顾了整个家。她是我们村里受人尊敬的最勤劳的女人。母亲也以她所懂得的最简单朴实的道理教育我。我永远记得小学四年级时,母亲告诉我如何才能把火烧得旺:"要先把中心的灰往两边打,做人也是要这样,火要空心、人要衷心。"

感谢我的老师,无论是中小学时代的老师,还是大学时代的老师,抑或是工作后的领导。印象最深的是在大竹中学高三复读班时年过花甲的语文老师曾说:"教书匠与教师的区别在于,教书匠教的是手艺,和砖匠、瓦匠、泥水匠一样,而教师在于传道授业解惑,教学生做人的道理才是身为一名教师应该有的职业道德和操守。"这句话一直影响着我。感谢内江师范学院的陈理宣教授,感谢本科时的班主任吴忠才老师;感谢华南师范大学心理学院刘学兰副院长,感谢研究生时的导师许思安老师和王玲教授;感谢深圳市承翰学校俞宗友校长、胡宇光校长、周国庆主任。因为有你们的悉心教导,才有学生今天的成绩。感恩老师们的付出!

感谢深圳的同行们! 一群人才能走更远的路,因为有你们,我才不感孤单。感谢深圳市心理咨询行业协会的各位同仁,感谢深圳市高级中学特级心理教师、深圳市第四届心理咨询行业协会原会长蒋平老师,感谢深圳市金玉心理咨询有限公司的翟文洪老师,感谢原深圳市第四届心理咨询行业协会的高伟秘书长,感谢 10 年前参加心灵之家成立大会的深圳市心理咨询行业协会李敢监事长、深圳市第五届心理咨询行业协会王求是会长和李实秘书长，还有深圳市海文学院、深圳市幸福家等！

感谢为此书付出极大努力的西南交通大学出版社吴迪主任，感谢负责本书初稿文字编辑工作的刁佳淇、张辰天两位同事，感谢我工作坊的学员们，还有一直默默为我付出的妻子。你们辛苦了！

**深圳心灵之家　冯勇**
2021 年 7 月 25 日